Teresa Maria Taddonio M.A. (Hrsg.)
VBCi e.V.

Dr. Cécile Jadin

Chronisches Erschöpfungssyndrom: Eine Infektionskrankheit?

Teresa Maria Taddonio M.A. (Hrsg.)
VBCi e.V.

Dr. Cécile Jadin

Chronisches Erschöpfungssyndrom: Eine Infektionskrankheit?

MICHAELS VERLAG

Chronisches Erschöpfungssyndrom: Eine Infektionskrankheit?

Mit einem Vorwort von
Prof. Dr. Tim Roberts

Naturwissenschaftliche und Informationstechnologische Fakultät
Newcastle Universität
Assistent des Dekans
Der Vorsitzende des Ausschusses der Fakultät für biomolekulare Forschung
Universität New Castle, Australien

Übersetzung aus dem englischen / französischem:
Teresa Maria Taddonio M.A. VBCI e.V

Druck: AALEXX Buchproduktion GmbH

ISBN 13: 978-3-89539-483-6

1. Auflage Juli 2009

Michaels Verlag
Ammergauer Str. 80
86971 Peiting
Tel.: 08861-59018 Fax: 08861-67091
www.michaelsverlag.de
E-Mail: info@michaelsverlag.de

Inhaltsverzeichnis

Einleitung zur deutschen Ausgabe

Die Erfahrung, ein Buch so wie dieses zu übersetzen, hat mich vieles gelehrt. In erster Linie, dass dieses Buch zuerst in seinem Inneren gefühlt, interpretiert und verstanden werden musste, um danach eine Übersetzung zu wagen.
Ich habe zu diesem Zweck sowohl den englischen als auch den französischen Text der ursprünglichen Version des Buches gelesen und dabei versucht, aus beiden Versionen, das Wichtigste für mich als Übersetzerin herauszunehmen.
Mein Ziel war aber, nicht nur dieses Buch gut zu interpretieren und zu übersetzen, sondern dieses Buch dem deutschen Leser zugänglich zu machen.
Um das Verständnis für dieses Buch zu erleichtern habe ich zusammen mit dem Verlag entschieden, kleine Zusammenfassungen am Anfang jedes Kapitels zu schreiben.

Die Gründe, die den deutschen Leser dazu bewegen sollten, dieses Buch zu lesen sind viele. Die wichtigsten sind aus meiner Sicht die Tatsache, dass die Autorin dieses Buches, Dr. Cecile Jadin, die Erbin aus einer alten Medizinerfamilie ist, in der das heutige Tabuthema Chronische Infektionen kein Tabu war, sondern eine normale Angelegenheit. Ein weiterer Grund ist, dass Dr. Jadin heute die Brücke zwischen der Alten Medizin ist, die auf Infektiologie basierte und der heutigen Medizin, die Infektiologie aus ihren Reihen herausgeworfen hat und nur symptomatisch mit verheerenden Folgen behandelt: Gründe für diese Annahme liegen darin, dass Dr. Jadin der alten medizinischen Schule ihres Vaters und aller anderen bekannter Forscher der französischsprachigen Tropenmedizin sich verpflichtet fühlt und treu geblieben ist und den enormen Wert dieser Medizin bei der Lösung von Problemen des heutigen Menschen erkannt hat.

Ein weiterer Grund dieses Buch zu lesen ist, dass Dr. Jadin an ihrem eigenen Leib die vielen Inkongruenzen, mit denen die moderne Medizin das Thema Chronische Infektionen und CFS behandelt oder sich diesen Themen verweigert, erfahren hat: Ihre Kollegen in Süd-

afrika versuchten, sie als Ärztin zu vernichten, weil Sie CFS als Teil der dahinter stehenden Rickettsien Infektionen erkannte und antibiotisch behandelte und da sie den Mikro Agglutinationstest ihres Vaters Prof. J.B. Jadin benutzte, um die Anwesenheit der Erreger im chronischen Stadium der Krankheit nachzuweisen.
Immer mehr Ärzte erkennen aber langsam die außergewöhnliche und enorm wichtige Rolle von Erregern bei der Entwicklung von Krankheitsbildern jeglicher Art von Autismus und psychiatrischen Krankheitsbilder bis zu Herzinfarkt und Krebs.

Dieses Buch sagt deutlich, dass bei Menschen bei denen eine diffuse Problematik vorhanden ist, die von Arzt zu Arzt pilgern, ohne eine Therapie zu kriegen, Chronische Infektionen im Spiel sind.
Das Gleiche gilt für die lange Reihe von Borreliose Patienten, die glauben, nur an Borreliose erkrankt zu sein. In Wahrheit sind diese Patienten auch Träger von Rickettsien Infektionen und von parasitären Erkrankungen, die weder die moderne High-Tech Medizin, noch die Universitätskliniken und die sogenannten Borreliose Spezialisten diagnostizieren, als weitere Infektionen erfassen und behandeln. Aber auch von Seiten der so genannten Alternativen Medizin ist festzustellen, dass diese nur Symptome lindern kann, dass sie ansonsten den Status quo des Patienten und den Befindlichkeitsstatus des Patienten verbessert und deshalb nur eventuell als Unterstützung eines medizinischen Konzeptes dienen kann.
Auch hier sind erhebliche Qualitätsunterschiede festzustellen. Naturheilkunde kann keineswegs die Ursache von Chronischen Infektionen bekämpfen.

Was solche Menschen brauchen sind nicht einzelne Einzelmaßnahmen, sondern ein infektiologisches und medizinisches Konzept mit einer Langzeittherapie mit Antibiotika und Antiparasitika, wie ich sie in meinem ersten Buch „Zeckenbiss und dann“ ausführlich dem Leser zur Verfügung gestellt habe.

Das jetzige Buch wird für den deutschen Leser teilweise ungewöhnlich sein, teilweise schwer zu lesen, wird aber eine wichtige Botschaft wiedergeben:

Die Behandlung von Chronischen Infektionen und CFS ist möglich. Infektionen sind schwierig zu behandeln, wenn man nicht dahinter schaut, wenn jemand sich keine Mühe gibt, hinter den Kulissen dieses schwierigen und chamaleontischen Krankheitsbildes die Wahrheit zu suchen.
Wenn man aber, wie Dr. Cecile Jadin, die medizinischen Kenntnisse besitzt, die alte und die laufende Forschung kennt, ist es kein Problem, auch schwierige Fälle zu lösen, die die heutige Medizin als nicht behandelbar betrachtet.
Dieses Buch hat mich zudem einiges gelehrt: Dass die Wahrheit nicht immer dort zu finden ist, wo man sie sucht. Die Wahrheit besteht aus verschiedenen Bausteinen, die man während des Lebens sammelt und zusammenfügt.

Diese Suche habe ich vor vielen Jahren angefangen, als ich erfuhr, an dieser ungewöhnlichen Krankheit erkrankt zu sein. Meine Suche ging damals in eine Richtung, die den deutschen Leser vielleicht nicht interessieren kann, die aber für mich heute noch sehr, sehr wichtig ist: Meine eigene Familie. Ich stamme aus einer alten italienischen Mediziner Familie. Ich habe mich einfach gefragt, warum in meiner Familie nicht erkannt wurde, dass ich chronisch infiziert war, obwohl das möglich gewesen wäre. Das betraf nicht nur mich sondern auch meine Mutter, von der ich im Mutterleib angesteckt wurde und die vor einigen Jahren an den Folgen dieser nicht behandelten Krankheit an Krebs starb.

Die Tatsache, dass meine Mutter starb, ohne, dass die Medizin ihr eine wirksame Hilfe bat, hat meinen Entschluss gestärkt, mein Leben der Suche zu widmen, wie Gerechtigkeit für Kranke geschaffen werden kann. Zusammen mit einer renommierten Anwaltskanzlei in Hannover will ich erreichen, dass einige Patienten und Ärzte mit Zivilcourage, sich an die Kommission für Menschenrechte wenden, um Recht zu bekommen.
Ich habe dieses Buch deswegen übersetzt, weil das Beispiel von Dr. Cecile Jadin zeigt, dass Wissen Macht ist, dass jeder, der dieses Wissens Gebrauch macht und es verteidigt, die Bewegung für die Anerkennung Chronischer Infektionen stärkt, die noch in den An-

fängen ist. Jeder Mensch ist ein Baustein in einem enormen Komplex. Der von mir gegründete Verein zur Bekämpfung Chronischer Infektionskrankheiten will die Forschung von Chronischen Infektionen unterstützen und weiterbringen, will eine Therapie allen zugänglich machen, die glauben an diesem Krankheitsbild erkrankt zu sein und sonst keine Hilfe kriegen. Wir sind in den Anfängen und wollen weiter kommen. Der Anfang sind meine Bücher gewesen „Zeckenbiss und dann“ und „Borreliose - Spät erkannt und trotzdem heilbar“.

Ich habe persönlich erlebt, wie diese Bücher von Patient zu Patient weiter gereicht wurden, dass viele doch verstanden haben, was ich mit meinen Büchern beabsichtigte.
Jetzt mit diesem neuen Buch von Dr. Cecile Jadin, das ich übersetzt und dem deutschen Leser zugänglich gemacht habe, beabsichtige ich, die Wichtigkeit des Grundsatzes dem ich treu geblieben bin zu zeigen, d. h. dem Grundsatz der Forschung im Dialog. Die Forschung muss sich mit Ergebnissen aus verschiedenen Richtungen entwickeln und dem Menschen dienen.
Dass, das tatsächlich geschieht, haben Patienten und Ärzte in ihrer Hand, wenn Sie sich entscheiden, dieses Buch zu lesen, um daraus zu lernen, wie Medizin sein kann und heute leider nicht ist. Dass sie selber die Verantwortung dafür haben, zusammen mit allen Menschen, die die gleiche Absicht haben wie ich, etwas zu verändern. Diese Wahl ist auch eine politische Entscheidung.

Mit diesem und meinen zwei vorherigen Büchern wird dem deutschen Leser, die Möglichkeit gegeben, Entscheidungen für sich selbst zu treffen, um einen neuen Weg der Selbstverantwortung gegenüber dem medizinischen System zu gehen.
Ich bedanke mich bei Hans Schmidt für die redaktionelle Begleitung bei diesem Projekt. Ebenso bedanke ich mich für die Lektoratsunterstützung durch Diplomübersetzerin Jana Paul.

Teresa M. Taddonio M.A.
VBCI e.V.
(www.vbciev.de / www.borreliose-infektion.de)

Vorwort aus der englischen Ausgabe von Prof. Tim Roberts

Es kommt nicht so häufig vor, jemanden so wie Cécile Louise Jadin zu treffen – eine erfolgreiche Künstlerin, eine brillante Ärztin, eine wunderbare Frau, Ehefrau und Mutter mit Visionen und Gefühlen. Ihre Lebenserfahrungen gehen von der Wildnis des Kongos durch die Künstlerwelt in Paris und die medizinische Schule der Universität Löwen in Belgien, bis zu Ihrer Facharztausbildung als Chirurgin und letztens zu ihren klinischen Erfahrungen als Ärztin in Südafrika.

In diesem Buch gibt sie einen Einblick in einige ihrer medizinischen Erfolge, die einen beeindruckenden Beitrag zu der modernen Medizin darstellen. Sie erinnert uns daran, dass es nicht möglich ist, erfolgreich auf die menschliche Gesundheit zu achten, indem man sich ihr nur aus der Sicht des medizinischen Spezialistentums annähert. Ihr einzigartiges Verständnis der vielfältigen Symptomatik der Chronischen Rickettsien Infektionen erlaubt ihr, diese erfolgreich zu diagnostizieren und Patienten zu behandeln, die (abhängig von den besonderen Merkmalen der Enddiagnose) als Chronische Erschöpfungssyndrom Patienten oder als Depressionspatienten, oder als Schizophrene Patienten, als autistische Patienten, als Patienten mit Autoimmunerkrankungen oder mit Herzkrankheiten diagnostiziert worden waren.

In ihrer Kindheit und Jugend wurde Cécile Zeugin der verblüffenden wissenschaftlichen Entdeckungen Ihres Vaters Prof. J.B. Jadin in Bezug auf intrazelluläre Bakterien. Prof. Jadin und seine Kollegen hatten in der Tropenmedizin Pionierarbeit geleistet und die Wichtigkeit des Verständnisses der Rolle von Erregern hervorgerufen, die sich einen Lebensraum auf halbem Wege zwischen frei lebenden Bakterien und Viren entwickelten. Leider wurde der Großteil der Veröffentlichungen nicht aus dem Französischen in andere Sprachen übersetzt, so dass sie ausschließlich in den frankofonen Ländern gelesen werden können. Auch wenn sie am Anfang als Künstlerin leben und arbeiten wollte, studierte sie Medizin und wählte als Facharztausbildung die der Chirurgie. Ein Verlauf dieser Art war für eine Medizinstudentin aus den 70er Jahren selbstverständlich, da Medizin die Wissenschaft der verschiedenen Fachrichtungen geworden war. Der Endokrinologe hatte mit Hormonen zu tun, der Immunologe hatte mit Autoimmungeschehen zu tun, der Psychiater mit psychiatrischen Krankheitsbildern usw. Cécile sträubte sich dagegen, die Arbeit Ihres Vaters und seine Entdeckungen in ihr medizinisches Konzept anzunehmen, aber als sie anfing, immer mehr Menschen zu sehen, die chronisch krank blieben und die trotz fachärztlicher Behandlungen weiter krank waren – Patienten mit mehreren Symptomen mit nicht definierten äthiologischen Agenten, fing sie an zu befürchten, dass intrazelluläre Infektionen, die Rickettsien und Chlamydien – in der Wirklichkeit der Ursprung dieser Symptome waren.

Cécile begann damit, solche Patienten mit dem Mikro Agglutinationstest zu testen, die Ihr Vater entdeckt hatte, um Antikörper gegen Rickettsien festzustellen. Ihre Ergebnisse waren alle positiv. Danach begann sie bei diesen Patienten ein spezielles Antibiotisches Therapieverfahren anzuwenden, das auf den Entdeckungen Ihres Vaters basierte. Die daraus resultierenden Ergebnisse waren sensationell.

Cécile stellte fest, dass sie fähig war, solche Patienten erfolgreich zu behandeln, die aufgrund der Länge der Infektion als Psychiatrische Patienten, Simulanten, Chronische Schmerzpatienten oder Reiz Darm Patienten diagnostiziert worden waren.
In den letzten zehn Jahren hat sie sehr große Erfolge in der Behandlung dieser Art von Patienten erzielt, wohingegen sie auf beträchtlichen Widerstand des medizinischen Establishments in Form der südafrikanischen Ärztekammer stieß.
Vier Jahre lang kämpfte sie verzweifelt, um die Richtigkeit und Wirksamkeit Ihrer Behandlung nachzuweisen.

Dieses Buch will inspirieren, über das, was die Medizin philosophisch in ihren Augen wirklich ist. Sie will uns daran erinnern, dass Geschichte gelernt werden muss, dass das Wichtige dabei ist, an sich selbst zu glauben.

Tim Roberts

„Solange es Leben gibt, wird es auch immer Erreger geben. Um ihr Überleben sicherzustellen, nimmt die Natur von der einen Seite, um einer anderen zu geben. Wir werden das geheime Paradies dieser Parasiten. Diese sind wie auf einer Bühne und organisieren unser Leben wie in einem Orchester, vom Geflecht unseres Gewebes, wodurch sie im Verborgenen den eigenen Weg fortsetzen.

Eine Krankheit namens Erschöpfung ist somit geboren.“

I. Die Kultur der Erreger und unsere Zivilisation

Hier entwirft Dr. Jadin ein Szenario über die Welt der Erreger, die sich im ständigen Kampf mit dem Menschen in einer Art Naturkreislauf befinden und nur dem Naturgesetz unterworfen sind,. Dieses bestimmt das Wesen der Eindringlinge. Es hängt vom Widerstand des Individuums ab, diese abzuwehren, die sonst Tod und Seuchen mit sich bringen. Dann tobt ein Kampf, bei dem nur der Stärkere sich durchsetzen wird.

Lieber Leser, liebe Leserin,

Wer Sie auch sind, interessieren Sie sich für Erreger? Unabhängig davon, ob Sie sich dafür interessieren, sollten Sie folgendes wissen: Erreger interessieren sich sehr für Sie. Sie benutzen uns, um zu leben.
Sie werden Ihr Leben lang mit diesen Erregern zusammen leben müssen. Damit sie überleben kann, nimmt die Natur von einer Seite, um der anderen Seite zu geben.
Der Nahrungskreislauf nimmt keine Rücksicht darauf, ob ein Hai einen Wassersportler mit Leidenschaft verzehrt, ob Flöhe Katzen beißen, ob Kinder Spinat mögen und Hähne sich mit Hühnern vermählen – oder, ob Streptokokken die Mandeln eines Menschen infizieren.

Seuchen brauchen nichts als Lebensenergie, um sich über die Welt zu verbreiten. Sie kämpfen, um zu überleben. Auf einen Überlebenden kommen Tausende Tote.
So auch der Impuls von frisch geschlüpften Schildkröten, die auf das rettende Meer zustürmen: Wie viele davon werden überleben?

Wir kriegen nur dann die Existenz von Erregern mit, wenn sie in unser Leben eindringen. Sie entsprechen dabei einer Invasionsarmee, die auf einen entschlossenen Verteidiger trifft. Das schwankende Gleichgewicht zwischen diesen beiden Mächten produziert die Schwankungen zwischen den epidemischen, abgeschwächten und

latenten Formen der Parasiten, die im Laufe der Geschichte weltweit bei allen Arten auf jedem Kontinent aufgetreten sind.
Im Jahre 1933, vor 70 Jahren, hat Charles Nicolle dies als Konzept beschrieben: Abgeschwächte Formen von Krankheiten garantieren das Überleben von Erregern auf der Erde, auch wenn sie ihre Virulenz scheinbar verloren haben, aufgrund der gegen sie entwickelten Widerstandskraft des Individuums.

Aus seiner Studie über die Entwicklung von Infektionskrankheiten ergibt sich, dass jeder Erreger verschiedene Lebensarten besitzt. Erstens hat jeder ein individuelles Leben in dem Körperteil, den er für sein Überleben nutzt, sowie jedes Lebewesen einen Platz braucht, wo er zu Hause ist.

Daraufhin durchläuft die Krankheit ein plötzlich ausbrechendes epidemisches Stadium und erreicht viele verschiedene Einzelwesen. Diese ist ihre Blütezeit. Wenn das epidemische Stadium einen historischen Wechsel im Schicksal von ganzen Zivilisationen hervorgebracht hat, wird ihr Ruf weiter durch die Jahrhunderte erhalten bleiben. Diese ist die historische Phase.
Wenn man nicht bereit ist, aus der Geschichte zu lernen und sich über Raum und Zeit lustig macht, dann haben irgendwann die Erreger das letzte Wort.

In jedem Moment tobt ein Kampf im Körper und das Verhältnis zwischen den Erregern und lebenswichtigen Organen wird darüber entscheiden, ob es gelingt, sie am Ende zu besiegen.

Es besteht eine nicht definierbare Demarkationslinie zwischen Leben und Tod. Eine banale Bekanntschaft zwischen Erregern und dem Körper kann in einen bösen Traum entarten, wenn PH, Temperatur, Magnetismus und andere physikalische Phänomene sich negativ auswirken.
Ein Einzeller könnte unser Schicksal mit der gleichen Macht verändern, wie der böse Wolf das Schicksal von Rotkäppchen im Märchen veränderte, wenn bei einem komplexen und faszinierenden Vielzeller die Abwehrstrategie fehlt.

Das Naturgesetz des Lebens kennt keine Gerechtigkeit. In einem ständigen Kriegszustand muss unser Körper die Elemente seiner Umgebung entweder in sich aufnehmen oder sie bekämpfen.
Wenn wir diese Tatsache vernachlässigen, kommt es zu Bevölkerung statistischen Veränderungen, das heißt zum massenhaften Tod durch Epidemien.

Die Virulenz von Mikroorganismen wechselt in unserer Umgebung mit ihren Verhältnissen, zum Beispiel mit Klimawandel oder kulturellen Veränderungen.

Das Ausbrechen von epidemischen Krankheiten begleitet zum Beispiel häufig die hohe Konzentration von Menschen in dicht besiedelten Städten, wenn zu dem die Kommunikation mit anderen Teilen der Welt nicht gesichert ist.
Dieser Verlauf wird dann unvermeidlich, wenn militärische Truppen sich hin und her bewegen.

Ein solches Ereignis kennen wir als die Völkerwanderung, in deren Verlauf im 6. Jahrhundert barbarische Emigranten Italien okkupierten und ist vergleichbar mit dem, was heute in Europa passiert, wenn Armeen in andere Länder wie Bosnien, den Nahen Osten und Zentralafrika geschickt werden.
Während aller Zeiten, zu denen es zu politisch begründeten, durch Bürgerkriege oder internationale Konflikte verursachten Migrationen kam, traten ökonomisch begründete Migrationen verschärfend hinzu. Auch Religionen und Fanatismus stürzten Millionen in den Weg der Krankheit.

Nicht vergessen werden sollte, dass die wachsende Tourismusindustrie einen idealen Nährboden für eine außerordentliche Vermehrung der Erreger darstellt.
Die Umwelt selektiert die Mutanten, die am besten geeignet sind, um sich fortzupflanzen. Sonst stirbt die Lebensform aus.

„In der Natur sind die Arten schön, weil das stärkste Männchen Rivalen verjagt und das Weibchen genießt. „ Bemerkte Antoine de

Rivarol, französischer Schriftsteller, 1753 bis 1801 und sah damit Darwin' s Evolutionstheorie voraus.
Aber zunächst lassen Sie uns versuchen, die Ähnlichkeiten zwischen Macht und Schönheit zu bestimmen.

Auch Louis Pasteur beobachtete die natürliche Selektion. Das erklärt das Erscheinen und Verschwinden von Infektionskrankheiten im Laufe der Geschichte, wie es Charles Nicolle darstellte : „Infektionskrankheiten haben ihre eigene Geschichte, wie jedes Lebewesen: Sie werden geboren, sie wachsen und verändern sich durch die Generationen", das heißt ein Krankheitserreger kann einen Menschen infizieren, ohne dass die Ärzte etwas finden, während eine nachgewiesene Infektion bei einem scheinbar gesunden Patienten auftritt.
Dies war das Charles Nicollesche Paradox. Auf einem individuellen Niveau präsentieren sich diese Krankheiten auf drei verschiedenen Ebenen:

Verborgene Krankheiten- wo die Bodenverhältnisse und die verbreiteten Insekten Überträger von virulenten Agenten sind und wo Mensch und Tier Träger dieser Agenten sind, ohne Symptome zu zeigen. Das schlimme und geheime Wachstum der Erreger findet hier statt. Die epidemischen Proportionen der Krankheit sind auf kleine endemische Inseln reduziert.

Die Krankheiten bleiben im Verborgenen, die Infektion scheint ausgeheilt zu sein, obwohl ein pathologisches Trauma, psychischer Stress, schlechte Ernährung oder schlechte klimatische Bedingungen den Agens zum Explodieren bringen können.

Die akute Krankheit – wo jemand plötzlich Infektionsanzeichen entwickelt. Die Parasiten entwickeln sich aus ihrem stillen Schmarotzertum und werden opportunistisch pathogen.
Das Ergebnis ist eine chronische Infektionskrankheit, deren Träger bereits infiziert ist und unabhängig davon, ob gesund oder krank die Infektion wieder reaktiviert werden kann.

In wenigen Worten: Die Erreger persistieren im menschlichen Organismus über Jahre hinweg und rufen bei einer Abschwächung des Organismus eine Erkrankung vor. (Brill Zinsser)

Die Faktoren, die die Umwandlung der Krankheit aus einer inaktiven in eine aktive Form verursachen können, sind vielfältig und kompliziert und widersprechen unserem logischen Verständnis.

Unser Blut transportiert ständige Signale. Die Zellen entziffern diese Mitteilungen und organisieren daraufhin die Verteidigungsmechanismen im ganzen Körper, in dem sie sich an verschiedene Systeme richten. „Der Krieg der Sterne" bricht aus.

Unser Gehirn nimmt den Kampf nicht wahr, außer wenn es ihm schlecht geht. Wie definiert man aber die Balance zwischen Gesundheit und Krankheit? Unsere Wissenschaftler verplempern viel Zeit, um festzustellen, dass etwas nicht stimmt, anstatt zu versuchen zu verstehen, was richtig ist.

Mikroben und deren Reservoirs, ihre Wirte und ihre Umwelt bilden ein ökologisches System. Dies ist die schwierigste Organisationsebene in der Natur. Jede kleine Veränderung, sei sie noch so gut gemeint, kann das System stören und umkippen lassen.

Eine von Paul Giroud durchgeführte Studie, die im Bullettin de la Societé de Pathologie Exotique (BSPE) im Jahre 1962 veröffentlicht wurde, ist ein gutes Beispiel für dieses Vabanquespiel mit Unwägbarkeiten, die eintreten, wenn eine chemische Neuigkeit in einem nahezu unberechenbaren Ökosystem eingeführt wird.

Die Studie bewies, dass die meisten Arten von Toxoplasma bei weißen Ratten harmlos sind, dass aber Toxoplasma Gondii eine tödliche Krankheit hervorrufen kann, wenn infizierte Ratten mit Steroiden behandelt werden.

Paul Giroud zieht den Schluss: „ Steroide könnten deshalb für Kinder und schwangere Frauen ein tödliches Risiko sein," unbeachtet

der Tatsache, dass eine Einschränkung für Kinder und Frauen vor allem für schwangere Frauen eventuell geben kann, trotzdem könnten Steroide unerwartet Anwendung in unserer täglichen Medizin finden.
Es ist sehr schwierig, die Gesetze unseres Ökosystems in unser Weltbild systematisch zu integrieren. Vielleicht könnte man einen grundlegenden Index erschließen, in dem man zwei komplementäre Methoden anwendet.

Erstens schreitet der wissenschaftliche Verstand von einem Erkenntnisschluss in den nächsten fort und verfolgt logisch und sensibel eine vorgesehene Richtung.

Zweitens kann die intuitive Annäherung unvorhergesehene Verbindungen zwischen zwei Fakten feststellen und zu überraschenden Schlussfolgerungen führen. Die Stringenz einer logischen Schlussfolgerung ist die Essenz jedes wissenschaftlichen Fortschritts. Dies bedingt allerdings die Fähigkeit zu erfinderischer Inspiration.

Nicolle hat geschrieben: „Wie vom Geisterhand abgefeuert schlägt das Projektil ein, brutal mit Blitz und Donner. Einen Augenblick vorher war alles dunkel und durcheinander. Plötzlich wurde alles kristallklar. Es ist eine Offenbarung. Dieser Schock, dieses plötzliche Licht, diese durch ein einzigartiges schockierendes Ereignis neu gewonnene Selbstsicherheit, darüber kann ich Zeugnis ablegen, denn ich habe es am eigenen Leibe gefühlt und erlebt.

Der Sprung nach vorne, die Eroberung des Unbekannten von gestern ist keineswegs ein Rasonakt, sondern ein Akt der Imagination und der Intuition sowie der Fantasie. Es handelt sich um etwas, das mit der Gabe eines Künstlers oder eines Dichters verwandt ist, einen Traum Wirklichkeit werden zu lassen."

Heutzutage würde man über die linke und die rechte Gehirnhälfte sprechen. Der rechten Hirnhälfte obliegt die Fähigkeit rationell zu denken und zu analysieren, die linke Hirnhälfte erkennt. Dieselbe Information könnte zu einer völlig anderen Schlussfolgerung führen. Je nach dem, an welche Hirnhälfte das Wort übermittelt wird, einige von uns werden von Ihrer rechten Hirnhälfte beeinflusst, andere mehr von der linken. Die ersten sind die Intellektuellen, die Physiker und Ingenieure und jene sind die Träumer, die Künstler und die Architekten.

In der Nacht kommunizieren die zwei Hirnhälften im Traum miteinander. Der rechte Rezeptor ist entsprechend dem kollektiven Unbewussten von Carl Jung eine Art spirituelles Netz auf dem die ganze Menschheit surft und von dem aus Mitteilungen zum linken Hirnteil gesendet wird.
Letzterer hat die Macht, die Konzepte zu materialisieren, die vom anderen ausgegangen sind. Auf der bei ihm besonders ausgeprägten Qualität der Kommunikation zwischen beiden Hirnhälften beruhte der Erfolg von Charles Nicolle, wie es auch bei vielen anderen genialen Forschern, Künstlern und Musikern der Fall war.

II. Ein geografischer und historischer Blick auf medizinische Phantome

Die Gesetze des Parasiten Lebens werden in der heutigen Medizin praktisch ignoriert. Es entstehen somit medizinische Phantome. Diese sind reell existierende Krankheiten, zum Beispiel seit Jahrhunderten existierende Infektionskrankheiten, die das medizinische System mit Absicht nicht mehr wahrnimmt.

Sehr häufig ignoriert die medizinische Welt das Konzept der parasitischen Virulenz, die sukzessiv durch Geschichte und Geografie in Erscheinung getreten ist.
Deshalb entstehen immer wieder neue Namen für alte Krankheiten. Es handelt sich aber immer wieder um die gleichen Erreger und ihre Vektoren, die ein Schattendasein führen, sich Jahrhunderte lang verstecken, um dann das menschliche Schicksal auf das Neue durcheinander zu erschüttern. In dieser Geschichte gibt es Gewinner und Verlierer.
Manche sind längst vergessen und andere lösen noch heute Angst und Schrecken aus.

Hier einige Beispiele in einer mehr oder weniger zufälligen Auswahl:
Wir fangen mit der noch relativ jungen **Lyme Krankheit** an: Diese Krankheit hat Ihren Namen nach einer Stadt im Bundesstaat Connecticut erhalten. Dort wurde Borrelia Burgdoferi im Jahre 1975 als Erreger isoliert nach einem sehr mysteriösen seuchenartigen

Auftreten von „Arthritis" in der Umgebung. Die 16. Ausgabe des Merck Handbuchs bringt ein Beispiel dafür und berichtet über diese in den USA festgestellte Spirochäte. Es wurde aber nicht über die mögliche Verbindung zu dem häufig auftretenden Malgache Fieber nachgedacht, das ebenfalls von einer Spirochäte nämlich Borrelia Duttoni verursacht wird – weder in diesem noch in anderen medizinischen Indexes gab es einen Querverweis. Dabei hatte schon 1911 Theze zum ersten Mal über diese Spirochäte geschrieben, und ignorierte seinerseits die Nachrichten des Wissenschaftlers Drury, der schon 1702 bis 1720, über die Existenz einer solchen Krankheit berichtete, die nach dem Biss der Zecke namens „Ornithodorus Moubata“ in Zentralafrika ausbrach.

Lyme-Krankheit ist ebenfalls ein rekurrierendes Fieber, mit tief anhaltender Müdigkeit, Kopfschmerzen, Muskel- und Gliederschmerzen, alle Symptome, die auch mit einer Rickettsien Infektion einhergehen.

Der Erreger Spirochäte Hispanicum wurde in den ersten Jahren des 20. Jh. in Spanien identifiziert. Charles Nicolle verfolgte die Verbreitung des Erregers in Nord-Afrika und bezeichnete das Fieber, das er verursachte, als Hispanico-Afrikanisches Fieber, dessen Symptome denen von Lyme Disease verblüffend ähnlich waren.

Schelz, der im Belgischen Kongo arbeitete, berichtete im Jahre 1933 über dasselbe wiederkehrende Fieber und machte dafür die Anwesenheit derselben Spirochäte verantwortlich.

Nach ihm und wieder ohne Kenntnis der anderen Entdeckungen veröffentlichte Pakalov im Jahre 1944 voller Stolz
und ja mit Recht, dass diese Rückfallfieber, die bei Patienten in Cape Town körperliche Behinderungen verursachte, der gleichen Bakterie zugehörig war.
Es geschah auch, dass Heisch in Kenia im Jahre 1950 behauptete, dass Borreliose die Ursache eines endlosen Fiebers war.
(BSPE– 1952)

Heute ist die Diagnose **Lyme-Krankheit** äußerst schwer zu stellen und basiert fast ausschließlich auf klinischen Untersuchungen. Labortests sind noch in den ersten Phasen, obwohl das typische Korkenzieherprofil des Erregers, durch das Mikroskop betrachtet, einen hohen Wiedererkennungswert hat.
Wenige Pioniere haben eine antibiotische Therapie empfohlen, während sie über Art und Länge verschiedener Ansicht waren.
Immer mehr setzte sich nach Burrascano die Ansicht durch, dass diese Infektion von weiteren ebenfalls durch Zecken übertragenen

Erregern begleitet wird. Dies ist eine logische Konsequenz der Tatsache, dass Zecken im Dreck und in der Umgebung von wilden Tieren leben, von deren Blut ernähren und die zugleich als Reservoir der Krankheit dienen.

Das Treponema Pallidum ist eine weitere Spirochäte, die für **Syphilis** verantwortlich ist und die gleiche langsam fortschreitende Evolution in ihrem Wirt durchläuft. Im Gegensatz zur Lyme Krankheit ist sie seit Jahrhunderten bekannt und ihre Opfer sind unzählbar. Die Syphilis gehört zu den medizinischen Phantomen, die von der naiven und optimistischen menschlichen Denkweise profitieren, um sich einen unüberwindbaren Angriffspunkt zu schaffen, bevor das Opfer aufwacht.

Dieser Erreger ist äußerst erfinderisch und dringt durch die genitalen oder andere Schleimhäute in den menschlichen Körper ein. Zwei Monate später leidet der Patient unter Kopfschmerzen, Sodbrennen, niedrigen Fieberschüben und Hautausschlag.
Damit erinnert sie Irreführenderweise an einer bakteriellen oder viralen Infektion, wie Röteln oder Windpocken. Dieser Hautausschlag verschwindet plötzlich. Die zweite Phase beginnt. Während dieser latenten Phase geht es dem ahnungslosen Patienten nach den unerklärlichen Krankheitszuständen scheinbar gut Leider sind diese beiden Phasen sehr ansteckend, obwohl die Symptomatik scheinbar spurlos abbricht.

Das Treponema Pallidum fällt dann an diesem Wendepunkt in eine Art Tiefschlaf hinein. Erst Jahre später bildet sich das Lues Granuloma, das das Gewebe selbst dann noch verwüstet, wenn der Patient währenddessen verstirbt. Wenn die Krankheit ausbricht, gehören Demenz und Lähmungserscheinungen zu den zahlreichen Symptomen.
Vielmehr wird Syphilis über die Mutter auf das werdende Kind durch die Plazenta übertragen. Fehl- oder Todgeburten sind eine Konsequenz der Infektionen. Wenn das Kind überlebt, kann es durch Flecken auf der Hornhaut blind oder aufgrund der sich ergebenden Schäden der Hörnerven taub werden.

Oft treten schwere Fehlbildungen auf, wie ein lückenhaftes Gebiss und verformte Nasen.
Wie ein böser Traum kann die Krankheit Arme und Reiche treffen und machte auch vor den europäischen Herrscherhäusern nicht halt Dies war nicht zuletzt der Grund, warum das russische Reich einst in Chaos versank und wegen des mentalen Zustands seines Herrschers, Ivan dem Schrecklichen, zusammenbrach.

Bevor Alexander Flemming 1928 das Penicillin entdeckte, wurde Syphilis mit Abführmitteln und mit mehr oder weniger magischen Gegenmitteln gegen die Krankheit behandelt.*

Im Jahre 1905 hatten zwei deutsche Wissenschaftler Fritz Schaudünn und Erich Hoffmann an der Berliner Charite' den Krankheitserreger der Syphilis entdeckt. Diese benannten ihre Entdeckung Treponema Pallidum.

1906 wurde der Wassermanntest entwickelt. Damals suchten Ärzte und Chemiker nach einem keimtötenden Mittel, das man ins Blut injizieren konnte. Das Ziel war, die Erreger zu eliminieren, ohne das Gewebe anzugreifen. Das erste „systemisch keimtötende Mittel" wurde im Jahre 1910 entdeckt und hieß 606 oder Zauberkugel. Das gelbe Pulver, ein Derivat von Arsen namens Salvarsan, erwies sich aber als toxisch für das Gewebe und nicht wirksam gegen Treponema. Weitere Forschung erbrachte einen neuen Wirkstoff, das chemische Neo Salvarsan.

Dieses Mittel wurde während des ersten Weltkrieges angewandt, als die Syphilis auf ihrem höchsten bekannten historischen Stand war.

*Diese Behandlung entspricht mehr oder weniger dem, was heute gegen das Chronische Erschöpfungssyndrom (CES) propagiert wird.
Die neue Medizin empfiehlt, mit Colon Hydro Therapie, in Abwechslung mit Hydrotherapien und anderen Entgiftungsmethoden, vorzugehen. Im Jahre 1917 wurde ein Gesetz in England verabschiedet, nach dem jeder nicht qualifizierte Therapeut, der Symptome behandelte, laut Gesetz eine Straftat beging.

Heute gehört Syphilis in Afrika zum täglichen Brot jedes Allgemeinmediziners, der die Wahl hat, entweder schlichtweg dem Patienten Penicillin zu verabreichen oder sich die Mühe zu machen, die Krankheit, den in der Regel uninteressierten Gesundheitsbehörden anzuzeigen, vielleicht gibt er sich die Mühe und macht sogar beides. Die eigentliche Konsequenz daraus wäre eine Verordnung, die als allgemeine Vorsorge den Syphilistest als Pflicht verordnet, einschließlich der Mitglieder der Regierung, als Prävention gegen Verzögerungen und Rückschläge im ganzen Land.

Das durch kontaminierte Ziegenmilch übertragene **Malta Fieber** gehört der Gruppe der Tollwut Infektionen an.
Zuerst wurde diese Krankheit nach der Insel Malta benannt, wo sie früh im 19. Jahrhundert erschien.
Sie ist aber sehr viel weiter verbreitet und erschien bald im Mittleren Westen, in Afrika und in ganz Europa. Ihr schneller Verlauf ist sehr bemerkenswert: Es beginnt zunächst mit Fieber und kann dann jedes andere Organ treffen. Es kann zu sehr schweren Komplikationen kommen gerade wie bei der Tuberkulose, der sie zum Verwechseln ähnelt.

Charles Nicolle mit seiner visionären Ideenwelt nannte das Malta Fieber *die „ Krankheit der Zukunft*“. Heute sehen wir, dass dieses Landwirte, Tierärzte und Vieh attackiert. Die Krankheit wird heute als Brucellose bezeichnet.

Die Krankheit kann durch das Essen oder Trinken von Produkten eines infizierten Tieres, durch direkten Kontakt durch das Abreiben der Haut, durch die Bindehaut der Augen der durch das Inhalieren kontaminierten Feinstaubs übertragen werden. Das Charakteristische dieses unheilvollen Geschehens kann bei verschiedensten Wirten auftreten und wird zusätzlich durch vielfältige Mutationen verfälscht. Der Name ändert sich jeweils und beschreibt seine Herkunft oder seine Funktion: Brucella Melitensis, die Schafe befällt, Brucella Suis, die Schweine infiziert, Brucella Abortus, die die infizierten Kühe abtreiben lässt, Brucella Rangiferi, die die arktischen Rentiere angreift und Brucella Canis, die Hunde befällt.

Das **Malta Fieber** und seine Varianten werden selten erkannt und richtig diagnostiziert. Wenn eine Behandlung stattfindet, gestaltet sich diese sehr aufwendig und langwierig mit der ständigen Gefahr von Rückfällen.

Tuberkulose gehört zu den großen Menschheitsgeißeln und keinem Kontinent ist bis jetzt gelungen, diese vollkommen auszurotten. Trotz exzellenter Kenntnisse über Krankheit, Diagnose und Pathogenizität und trotz einer weit gesteckten Impfkampagne gibt es keine Garantie, sich zu schützen. Jeder - egal ob arm oder reich - kann sich anstecken, auch wenn sie vor allem die schlecht Ernährten und die Armen trifft.

Zwischen all diesen Krankheiten steht die **Leishmaniose**, die von den englischen Bakteriologen Leishmann und Donovan als Kala-Azar in Indien zuerst beschrieben wurde. Die Krankheit wurde 1903 getauft, obwohl Cunningham schon 1885 ihren parasitären Ursprung erkannt hatte. Die Krankheit löste hohes Fieber und schwarze Pigmentflecken auf der Haut aus. Kala Azar bedeutet in der Hindu Sprache „hohes Fieber".

Vor der Leishmania donovani isolierte Charles Nicolle im Jahre 1908 die Leishmania Tropica, eine Krankheit, deren Reservoir der Hund ist und die auf den Menschen durch einen Hautparasiten übertragen wird. Charles Nicolle stellte fest, dass diese Krankheit nicht gleichmäßig unter der Bevölkerung in Tunesien verbreitet war, sondern, dass die überwiegend in armen Verhältnissen lebenden Italiener am stärksten von Infektionen betroffen waren.
Weniger stark waren die Franzosen betroffen und zuletzt die Muslime, während die Krankheit sich in der israelischen Gemeinde nicht verbreitete. Die Frage war, ob die verschiedenen Gruppen eine höhere Sensitivität gegenüber der Krankheit hatten oder andere Faktoren eine größere Rolle spielten.

Nicolle folgte seinem Instinkt und untersuchte die verschiedenen Gruppen von kranken Menschen. Er stellte daraufhin fest, dass der Hund der gemeinsame Faktor war, der nur bei den Israelis nicht

vorkam. Natürlich hatten die Franzosen Hunde, die Italiener lebten aber auf engstem Raum mit ihnen zusammen und ließen die Tiere sich frei fortpflanzen. Muslime hatten zwar Hunde, aber behandelten sie als reine Nutztiere und nicht als Hausgenossen. Die Israelis waren die einzige Gruppe, die keine Hunde besaß.
Der Hund musste also das Reservoir der Krankheit sein.

Im Jahre 1925 fuhr Nicolle nach Argentinien und isolierte dort eine Form amerikanischer Wald Leishmania namens Leishmania Brasiliens. Im Jahre 1937 wurde ein Fall von Leishmaniose in Frankreich isoliert. Leishmania Chagasi ist in Mittelamerika, vor allem in Honduras, weit verbreitet.
Hier eine parasitologische Auflistung: Leishmaniose Major, der die Bevölkerung von Afghanistan bis Nord Afrika befällt,
Leishmaniose archibaldi in Westen Afrikas und weitere, die den Namen des okkupierten Landes tragen: Leishmaniose Mexikana, Leishmaniose Venezuelensis oder Pifanoi, Leishmaniose Amazonensis, Leishmaniose Peruviana und schließlich Leishmaniose Panamensis.

An dieser Stelle ist es vielleicht sinnvoll auf die zunehmende Zahl der Leishmaniose und Tuberkulose Erkrankungen bei Aids Patienten aufmerksam zu machen. Bei diesen Patienten ist der Immunstatus geschwächt, so dass eine Verminderung der T-Lymphozyten entsteht.
Die Behandlung der Leishmaniose ist noch sehr prekär und im medizinischen Sinne geradezu mittelalterlich, wie sich aus dem Namen des gängigsten Präparates und dessen chemischer Zusammensetzung Antimon Derivat erkennen lässt. Es stellt sich somit die Frage, wo die Forschung der Leishmaniose, 100 Jahre nach ihrer Entdeckung steht.
Schon die historische und geografische Tragweite der Krankheit scheint eine ideale Einladung für jeden engagierten Wissenschaftler zu sein.

Auf derselben medizinischen Spur schreitet eine Krankheit namens **Toxoplasmose** voran, genau so agil und dynamisch wie die Leishmaniose. Nicolle beschrieb im Jahre 1907 Toxoplasmose als Teil der Spezies der Leishmaniose. Er nannte diesen Erreger Leishmania gundii, weil er ihn zunächst bei dem kleinen Nagetier Ctenodactylus gundi aus der Gegend von Tunis isoliert hatte.

Da dieser Parasit sich aber nicht im gleichen Medium wie Leishmania vermehren ließ, musste er neu klassifiziert werden. Mit Hilfe einer verbesserten technischen Ausstattung wurde auch die Struktur des Erregers, nämlich die einer Mondsichel deutlich, der neue Name Toxoplasma gondii wurde deswegen aus dem Griechischen Toxon d.h. „Bogen“ abgeleitet.
Diese Infektion kann wie eine angenommene oder angeborene, akute oder chronische, generalisierte oder lokale Form im Gehirn, im Herzen, in der Haut, in den Augen, in den Drüsen auftreten.
Ihre Entwicklung kann versteckt in einer dunklen Zyste schnell voranschreiten. Sie kann Fehlgeburten oder Sehstörungen bei Neugeborenen verursachen.
Heutzutage ist diese lebensbedrohliche Krankheit sehr weit verbreitet und trotz intensiver Recherchen in der Folgezeit ihrer ersten Entdeckung ist die Behandlung nach wie vor sehr schwierig.

Neuerkrankungen sind häufig und es fehlt oft eine Diagnose.
Wie ein typischer Schmarotzer übernimmt dieser Erreger einen vorderen Platz im trüben Gefolge von AIDS.

Keine Seuche hat aber den historischen Stellenwert der **Beulenpest.** Die Ratte ist der Schlüssel zu diesem epidemiologischen Rätsel, denn die durch Yersinia Pestis verursachte Krankheit weltweit von Rattenflöhen auf Menschen übertragen wird.
Die Pest verlor nie ihren Schrecken. Sie überdauerte in Europa und Asien Jahrhundertelang in einem schlafenden Zustand.
Der erste bekannte Ausbruch geschah im sechsten Jahrhundert und kostete schätzungsweise einige Millionen Tote. Die zweite Epidemie geschah im 14. Jahrhundert und wurde die schwarze Pest genannt, nach der Hautfarbe der sterbenden Opfer, 50 Millionen starben. Das entsprach 50% der Weltbevölkerung.

So folgte durch die Jahrhunderte in Afrika und Europa eine Pestwelle der anderen. Die letzte begann in China 1894 und erreichte die Vereinigten Staaten von Amerika im Jahre 1900.

Heute sind, abgesehen vielleicht von Australien, Kleinnagetiere auf allen Kontinenten Vektoren des Pesterregers Yersinia Pestis.
In einigen endemischen Nischen in asiatischen, afrikanischen oder südamerikanischen Regionen überdauert die Pest als Geißel der Menschheit. Dyonisius beschrieb die Krankheit schon im dritten Jahrhundert vor Christus. Albert Camus veröffentlichte im Jahr 1947 sein brillantestes Werk: Die Pest, das die Seuche am Schicksal der Stadt Oran in Algerien schilderte.

Der erste Satz lautet: „ Am Morgen des 16. April 1940 trat Dr. Bernhard Rieux aus seiner Praxis und hätte beinah auf einer Ratte getreten. Die Gleichsetzung der Epidemie mit dem Schicksal im zweiten Weltkrieg ist offensichtlich, die Beschreibung des medizinischen Verlaufs der Infektionen ist minutiös. Diese literarische Allegorie schließt mit den Worten „lass uns genau zuhören."

Als Rieux den glücklichen Kinderschreien in der Stadt lauscht, stellt er sich vor, dass jedem Glück die Bedrohung durch ein Unglück gegenüber steht.
Er wusste das, was die glückliche Schar der Bevölkerung nicht ahnte: Die Medizingeschichte überliefert, dass der Pesterreger, nicht ausgerottet werden konnte oder verschwand oder vertilgt wurde, sondern, dass er schlafend Jahrzehnte überdauern konnte.
Er überdauerte in den Möbelbezügen und Kleiderstoffen, in den Räumen, in den Wohnräumen, in den Kellern, in den Schränken, in den Taschentüchern und zwischen den Papieren und eines Tages zum Unglück für die Menschheit wird die Plage wieder erwachen, sie wieder ihre Todesboten ausschicken und eine Stadt heimsuchen.

Können wir damit den politischen, sozio - ökonomischen und kulturellen Aufruhr, der heute durch AIDS verursacht wird, vergleichen? Stehen wir, wie vor sechs Jahrhunderten, am Anfang einer noch nie da gewesenen kontinentalen oder sogar Welterschütterung?

In diesem düsteren Szenario folgt auch das **Gelbe Fieber**.
In der Stadt wird das Gelbe Fieber durch den Biss eines Mosquito übertragen, der den poetischen Namen Aedes Aegypti trägt, der sich an einem kontaminierten Patienten zwei Wochen vorher infiziert hatte. Gelbfieber „aus dem Dschungel" wird durch eine kleine Waldmückenart übertragen, die das Geheimnis Ihrer Infektion mit einer Blutsaugeorgie bei wild lebenden Menschenaffen beginnt.
Beide Formen des Gelbfiebers haben gemeinsam, dass eine Behandlung nur die Symptome mildern kann, letztendlich aber so gut wie aussichtslos ist.

Man klassifiziert **Trypanosomiasen** in zwei Gruppen von griesgrämigen Protozoen:

Die erste Krankheit heißt **Chaga.** Der pathogene Erreger ist Tripanosoma Cruzi. Die Krankheit ist nach einem Brasilianer namens Carlos Chagas benannt, der 1909 diesen Parasiten im Darm des „Reduve", eines ekelhaften krankheitsübertragenden Insektes, beobachtete, dessen alleiniger Lebenssinn darin besteht, sich mit Blut voll zu stopfen.

Die Krankheit kann Herzsymptome, Hautsymptome, Verdauungssymptome, neurologische Symptome verursachen und ist in mehreren Regionen vom Mittelamerika bis Südamerika beheimatet, wo diese im Gefolge von AIDS auftritt.*
Die Heilungsmöglichkeiten dieser Krankheit werden im Kapitel über die Behandlung von Infektionen erläutert.

Die **Schlafkrankheit** ist die zweite in der Gruppe der von Protozoen induzierten Krankheiten.
Trypanosoma Brucei gambiensis wird durch die Anhängsel an dem Saugrüssel der Tse Tse Fliege übertragen. Diese Fliege bewegt sich sehr wenig und lebt in einigen afrikanischen Regionen und ist ein Vielfraß. Die Krankheit Trypanosoma brucei rhodensies ist eine akute Form der Schlafkrankheit.
Im Jahre 1857 hatte Livingstone den Zusammenhang zwischen dem Biss der Tse Tse Fliege und einem Schläfrigkeitszustand beschrieben.

Aber erst im Jahre 1902 beschrieb ein Mann namens Castellani diesen Parasiten in Uganda. Die Krankheit tritt durch plötzliche Trägheit in Erscheinung, das Gesicht des Kranken erinnert immer mehr dem eines hungrigen Meerschweinchens und der Hals dem eines Straußen, dessen Kehle von Juwelen ausgebeult wird, die er als Tribut von durchreisenden Touristen verschluckt hat.
Diese letztere Erscheinung wird von einer Hypertrophie der Halsdrüse verursacht und galt im 18. Jahrhundert als Kriterium, um Sklaven als arbeitsfähig für den Handel nach Westindien zu selektieren.
Dieser Einzeller lässt sich am liebsten in Menschen oder Hunden, aber auch in Schweinen, Kamelen, Kühen, Ziegen und Schafen nieder. Im Jahre 1912 schrieb Laveran darüber ein schier endloses Buch mit mehr als 1000 Seiten.

Trypanosomen sowie auch dessen Mytochondrien leben wie Bakterien im Zytoplasma. Mein Vater hatte vermutet, dass die pathogenen Bakterien oder Viren in die Protozoen hineintransportiert werden können. Dafür hauptverantwortlich ist eine afrikanische Krankheit, die endemisch oder epidemisch auftreten kann und dessen Opfer bis jetzt am allerwenigsten eine medizinische Neuheit darstellen.
Diese wurde von Zentralafrika bis zu den Grenzen Zimbawes und in Lateinamerika gefunden. Mein Vater brachte es sogar zustande, diese aus dem Blut von Fledermäusen zu isolieren, die unseren Dachspeicher in Antwerpen bewohnten.
Wenn ich den Verdacht habe, dass einer meiner Patienten daran erkrankt sein könnte, ist es in ganz Afrika eine Unmöglichkeit, ein Labor zu finden, in dem eine Untersuchung entweder über Antikörper oder Antigene durchgeführt werden kann. Die Behandlung braucht Arsen, und sehr häufig ist die Infektion tödlich.

Malaria! Was soll ich noch zu den wuchernden Gerüchten über diese Krankheit sagen, was man nicht schon längst weiß?
Wie es sich in unseren Geschichtsbüchern seit der Zeit des alten Ägyptens von 1550 vor Christus an und auf jedem Kontinent aus verschiedenen Papyrusrollen und unklaren Überlieferungen aus sumpfigen Regionen immer wieder beschrieben findet, tritt diese Krankheit nicht nur in tropischen Gebieten auf.

Der geistige Vater der Medizin Hippokrates beherrschte die Darstellung des Fieberzyklus bereits perfekt. Es ist sinnlos zu versuchen, ihn zu unterdrücken, wir können ihn allenfalls kontrollieren. In wessen Kreislaufsystem sie einmal eingedrungen ist, der wird sie nie wieder los. Sie zeichnet sich durch einen endemischen Zustand aus, mit einem mindestens verdoppelten Milzvolumen, das sich neben der linken Niere deutlich abzeichnet.

Wenn Malaria nicht offen in Erscheinung tritt, bleibt sie im retikuloendotelialen System verborgen, wo sie eine lange Stimulation der Milz in Gang setzt, die sich im Laufe der Zeit krankhaft vergrößert. Malaria bedeutet auf Italienisch „ Dreckige Luft“ und tatsächlich ist Luft in den Sumpfgebieten in der Nähe von Rom sehr verlaust, was lateinisch als „Palus“ oder „Sumpffieber“ bezeichnet wurde. Der Vektor dieses Fiebers ist eine Mosquito Art namens Anopheles, die diese Sumpfgebiete immer wieder aufsucht und dauernd in einer geknickten Körperhaltung verharrt, auch dann wenn sie jemanden beißen will.

Chinin ist ein Extrakt der Baumrinde des Cinchoa Baumes, nach dem Namen einer Prinzessin benannt, die diese kaute, um ihre Fieberbeschwerden zu lindern. Es handelte sich um das einzige Heilmittel, das seit 1679 bis 1835 benutzt wurde. Dieses wurde von einem Herrn namens Vitelleschi entdeckt, der dieses als General der Jesuiten im Jahre 1638 in Peru entdeckte.

Diese wunderbare Medizin wurde danach von Talbot in Pulverform nach Europa gebracht – Talbot war ein englischer Militär, der im Hundertjährigen Krieg kämpfte -
Dieses Pulver wurde unter dem Namen „Jesuitenpulver“ oder Englischpulver“ gehandelt. Sobald wie das Rezept von Chinin öffentlich gemacht wurde, wurde es üblich, dieses wie Tee oder Kaffee aufgrund der relaxierenden und afrodisiakischen Wirkung zu genießen.
Dann kam das DDT, um die Fiebermücken zu bekämpfen. Die übermäßige und nicht angepasste Benutzung davon hatte Verheerenderweise eine Resistenz der Moskitos entstehen lassen.

Kurze Zeit danach sind aufgrund des Angriffs der Chemikalien genetische Veränderungen in der Pflanzenwelt entstanden. Außerdem vernichtete dieses furchtbare Mittel ohne Unterschied gleichermaßen Schädlinge und Nutzarten.

Die Knappheit an der Produktion von Chinin hatte unmittelbar ein weiteres Problem zur Folge: Die Forscher begannen neue Methoden zu suchen, um die Malaria zu bekämpfen – einzelne Produkte oder kombinierte Therapie – Dessen ungeachtet blieb Chinin das Mittel erster Wahl, außer bei einigen seltenen Resistenzfällen.
Malaria bleibt trotzdem ein grausamer Killer der Menschheit, weil sie zwischen 1 und 3 Millionen Menschen jedes Jahr tötet. Um den Status als Königin im Reich der Krankheiten aufrechterhalten zu können, muss diese Krankheit mit anderen gleichwertigen Krankheiten konkurrieren.
In dem die Menschheit die Existenz dieser Krankheit ignoriert, arbeitet sich an ihrer eigenen Vernichtung.

Rickettsien Infektionen

Die Erkrankung exantemischer Typhus ist möglicherweise unsere schlimmste Geißel.
Dieser berüchtigte Mörder hat seinen Ruf aus einer Reihe von schrecklichen Blutbädern und hat die furchtbare Eigenschaft, sich jedem Gewebe anpassen zu können, während er durch das Gefäßsystem zirkuliert.
Die Art der Invasion gestattet dem Erreger, eine eindrucksvolle Zahl an pathologischen Masken zu tragen, die es auch dem besten medizinischen Spürsinn unmöglich macht, seiner Spur zu folgen.
Aufgrund der außerordentlichen Überlebensfähigkeit kann dieser Erreger für lange Zeit in fast jedem Milieu überleben. Seine einzige Notwendigkeit besteht darin, in einem besonderen Reservoir oder Parasiten eingeschlossen zu werden.Dieses Merkmal macht ihn praktisch unzerstörbar.
Man wusste sehr wenig darüber vor den Forschungen von Charles Nicolle. Sein Name stammt aus den zwei wichtigsten Symptomen: Typhus, der ein Zustand Erstarrung mit sich trägt und Exanthem, der sich wie ein Hautausschlag auswirkt.

Der erste Abschnitt der Infektion kann langsam oder akut verlaufen. Zunächst erscheint er wie ein schwerer Grippeanfall.
Dann entwickelt sich sehr schnell Fieber mit Schüttelfrost, Depressionen, Kopfschmerzen und Muskel- und Gliederschmerzen. Ein Ausschlag erscheint am fünften Tag beginnend bei den Schultern und dem Rumpf und hinab bis zu den Extremitäten.

Ein typischer Hinweis davon ist diese Erscheinung auf Handflächen und Fußsohlen. Dort muss man zuerst schauen, um eine Diagnose stellen zu können.
Alle diese Zeichen zusammen mit schweren Kopfschmerzen sind sehr sichere Hinweise einer Typhus Erkrankung und sollten sofort Behandlungsschritte nach sich ziehen, ohne auf langwierige biologische Testergebnisse zu warten.
Typhus wurde immer als eine einzigartige und bemerkenswerte Krankheit betrachtet, die sich von allen anderen Fieberinfektionen unterscheidet. Nachdem man die Krankheit in den ersten Jahren des 20. Jahrhunderts weiter erforschte, erkannte man, dass Typhus eine der wichtigsten Rickettsien Infektionen ist.

Während der Antike und des Mittelalters wurde Typhus häufig mit der Pest verwechselt. Thuzydides beschreibt eine „ Pest „ – Epidemie im Peloponnes, bei der es sich nach Ansicht der meisten Historiker eher um Thyphus handelte. In Athen folgten die Flöhe der Stadtflucht von Bauern und deren Ziegen, welche vor den Lakedemoniern flohen und verschlangen Sokrates und seine Schüler.
Gerald Messadie hat in seinem aufsehenerregenden Roman Madame Sokrates den Verlauf der Seuche beschrieben: „ Drei Leute litten unter einer eigenartigen Krankheit. Sie hatten hohes Fieber und starke Kehlkopf- und Augen Entzündungen, nicht behandelbaren Durchfall. Ihre Haut war mit roten Punkten übersät, ihre allgemeine Verfassung verschlechterte sich rapide bis Herz, Nieren und Gehirn kollabierten.

Kurze Zeit danach waren bereits elf weitere Bürger aus demselben Ort erkrankt und starben.

Das Schrecklichste war der brennende Ausschlag, der sich bis zu den Extremitäten ausbreitete.
Die Glieder verfärbten sich zunächst weinrot und dann schwarz und wiesen Fäulnis Erscheinungen mit einem furchtbaren Körpergestank einhergehend auf, die Opfer verwesten am lebendigen Leib, solange das Herz weiter schlug.
Die armen Seelen waren Zeugen des eigenen Verfalls und der in ihren eigenen Wunden krabbelnden Würmer.
Der Tod war eine Erlösung. Weitere Einhundertundzwanzig Menschen starben auf gleicher Weise…"
Ärzte starben, Leichenbestatter und ihre bezahlten Klageweiber ebenfalls: Jeder sprach nur darüber, bis jedes Sprechen verstummte. Es handelte sich um eine Epidemie des Schreckens.

Gemäß Zinsser hatte Typhus seine politische Karriere im Jahre 1528 angefangen, als Lautrec die französischen Truppen bei der Belagerung von Neapel kommandierte. Er wurde vom Typhus geschlagen und starb mit dem Großteil seiner Armee. Nach dem Tod von 30.000 Soldaten endete der Kampf. Das wiederholte sich im Verlauf des Hundertjährigen Krieges. Später wurden die Revolutionsarmeen und dann die Armee des Zaren während des russisch-türkischen Krieges von 1877 vernichtet.

Dasselbe Phantom, das mit leichter Hand drei Millionen morderte und weitere 25 Millionen schwächte gemäß Tarassevic, der als Wissenschaftler in Moskau 1917 bis 1923 tätig war, wurde durch die Forschung von Prof. Nicolle bereichert, der seine Studien seit 1903 in Djouggar geleitet hatte, einer eingeborenen Gefängnis im Süden von Tunis, wo ein endemischer Typhus ausgebrochen war. Auch Dank der Arbeit von Zinsser machte die Typhus Forschung in den folgenden Jahren rasche Fortschritte.

Charles Nicolle erkannte Typhus sofort als Priorität unter den vielen offenen Fragen, die der afrikanische Kontinent stellte.
„Das ist das Wichtigste, worüber man am wenigsten weiß".
Was muss man tun, um die Energie wiederherzustellen, die benötigt wird, um diese Erreger zu studieren?

Über Rickettsien konnte man in Veröffentlichungen nur kleine Hinweise finden, sonst nur ein Wort hier und da, so dass man fast den Eindruck gewinnen konnte, dass sorgsam aber spärlich darüber geschrieben wurde, als ob man nicht auffallen wollte und nicht ins Auge fallen wollte, obwohl das Thema hoch aktuell ist und überhaupt nicht der Zeit unterliegend.

Neben dem exantemischen Typhus gibt es noch weitere Arten.

Wir werden hier nur Rickettsia Mooseri erwähnen, die durch Ratten übertragen wird, deren Flöhe diese Rickettsienart benutzt, um in den menschlichen Körper einzudringen.
Die hiermit ausgelöste Erkrankung ist nur weniger tödlich als der epidemische Typhus, ist aber im selben Masse eine invasive Krankheit, die Organe zerstören kann. So geschah es auch mit den Nieren und dem Herz von Charles Nicolle, der darunter litt. Auch bekannt als endemischer Thyphus , kann die Murin - Krankheit eine endemische Form entwickeln und Leute sterben lassen genau so gut wie der alte Thyphus in den Konflikten der Vergangenheit.

Dieser wurde 1950 von Prof. Jadin als Agent des Roten Kongo Fiebers identifiziert, das sich vom Äquator bis nach Süd Afrika ausbreitete.

Steckt heute auch ein Thyphus Nachfolger hinter der weltweiten Wiedererscheinung von CFS, dem berühmten Chronischen Erschöpfungssyndrom?

Diese Krankheit ist auch als ME (Myalgische Enzephalomyelitis) oder Yuppie Flu bekannt, um die Art von Leuten zu beschreiben, die angeblich für diese Art von Krankheit besonders anfällig sind.

Diese weltweit verbreitete Krankheit ist alles andere als neu. Im 19. Jahrhundert hatte der Neurologe G. Beard aus New York dieses Krankheitsbild als Neuroasthenie benannt. In der Mitte des 20 Jahrhunderts benutzte man den Begriff Neuroasthenie, um die Muskelschwäche als typisches Zeichen dieser Krankheit zu verdeutlichen.

Könnte dann CFS eine neuer Name nicht nur für Neuroasthenie oder Neuromyasthenie oder ME oder Yuppie Influenza sein, sondern auch für eine Rickettsien ähnliche Erkrankung?
Ich habe von Rickettsien ähnlichen Erkrankungen gesprochen, da dieser Parasit, um sein Leben zu retten, fähig ist, sich zu erneuern, in dem er sich mit einer Membran umhüllt oder wenige Enzyme verliert und Form und Größe ändert.

Das geschah dann bei allen Experimenten von Giroud, die zum Zweck der Injizierung von Rickettsia Mooseri in Ratten gemacht wurden und gemäß der metabolischen Aktivität des Wirtes oder gemäß des Nährbodens auf dem sie wuchsen, die vorher nicht gefundene Rickettsia Conori hervorbrachten. Paul Giroud hatte dieses Phänomen mit einem zweiten Experiment bestätigt, bei dem er einen Strang R. Connori aus der Lunge einer Maus in eine Eiermembrane verpflanzte, diese wuchs und nahm wieder die Gestalt der Rickettsia Mooseri an. Neue Namen von circa 100 unterschiedlichen Rickettsienarten wurden überall auf dem Globus gefunden. Einige dieser Arten sind möglicherweise identisch.

CFS wurde zuerst im Dorf Incline in Nevada im Jahre 1984 gefunden, wo dieses epidemische Formen annahm.
Das sogenannte Rocky Mountains Spotted Fever wird ebenfalls von Rickettsien verursacht und ist auch am gleichen Ort 1916 entstanden. CFS und einige Rickettsien Infektionen teilen die gleiche Symptomatik.

Ricketssia senetsui ist der pathologische Agent für einige Typen des Drüsenfiebers, alle mit den gleichen Symptomen und mit dem Namen Mononukleose.
Könnte eine einfache Verwechslung zwischen den beiden Krankheiten ein Anzeichen davon sein, dass der so häufig angeklagte Eppstein Barr Virus auch eine Art chronischer Erschöpfung ist?

Ohne Zweifel verhält es sich so, dass Patienten nach Diagnose einer rickettsienähnlichen Erkrankung positiv auf eine Behandlung gegen Rickettsien reagieren werden.

Die in Island stattgefundenen Ausbrüche in den Jahren 1886 und 1888, die den Namen Island Krankheiten tragen, waren ebenfalls eine epidemische Neuromyasthenie.
Kinderkrankenschwestern und Hilfsanstaltspersonal waren am meisten davon betroffen. Die Symptome schlossen das Nervensystem, das Muskelsystem und das Retikulo Endotelsystem ein. Erschöpfung stand ganz oben in der Reihe. Fieber und Lymphoadenopatie erbrachten den Beweis, dass es sich um eine infektive Ätiologie handelte.

Ein anderer Grund warum Chronische Infektionen und CFS in Zusammenhang stehen wird anhand des Verhältnisses zwischen CFS und Florence Nightingale nachgewiesen.

Die Tatsache, dass diese in einer Umgebung voll Flöhe, Zecken und Läuse lebte und Soldaten behandelte, die an Kriegsverletzungen und an einem epidemischen Typhus erkrankt waren, ist die logische Erklärung dafür, warum sie in den letzten 20 Jahren Ihres Lebens immer furchtbar müde war.
Andererseits war die Lymphozyten Bevölkerung im peripheren Blut von differenten Gruppen von CFS Patienten Objekt von vielen Studien. Die Ergebnisse zeigen vergleichbare Veränderungen. Die experimentell bei Schafen durchgeführten Studien mit dem kausalen Agent des Zeckenfiebers zeigen dieselben Veränderungen wie die, die man in den Lymphozyten Studien von Patienten mit Q-Fieber

Endokarditis gefunden hatte. Man sollte hier erwähnen, dass Q-Fieber ist, wie allgemein klassifiziert, eine Rickettsien Erkrankung, die von Coxiella Burnetti verursacht wird.

Sollte die Frage nach der Verwandtschaft von Rickettsien Erkrankungen und CFS weiter verfolgt werden oder haben wir vor, diese als eine Art unveränderbares Märchen, als eine medizinische Legende zu erhalten?

Die epidemischen Formen der Rickettsien Erkrankungen wurden von Zinsser in seinem klassischen Buch „Ratten, Läuse und Ge-

schichte“ (Annalen New York Akademie der Wissenschaften 1990) ausführlich beschrieben.
Hier behauptet er, dass Soldaten sehr selten Kriege entschieden haben. Typhus und andere Infektionen haben das Ergebnis mehrerer Militärkampagnen erheblich mehr beeinflusst als Caesar bei den gallischen Kriegen, als Hannibal, der während des zweiten punischen Krieges mit seinen Elefanten die Alpen überquerte oder als Napoleon in seiner russischen Kriegskampagne oder als alle anderen Generäle der Geschichte zusammen.
Abhängig vom Ergebnis jeder kriegerischen Fraktion wurden die Epidemien entweder einer Niederlage bezichtigt oder wurden die Generäle für ihren strategischen Erfolg gefeiert.

Die gleiche Art von Typhus Epidemie hatte sich in den nationalsozialistischen Konzentrationslagern entwickelt.

Typhus fluktuierte in der Vergangenheit nicht nur mit den Jahreszeiten sondern schien auch mit Stress, Kälte und schlechter Ernährung in einem ursächlichen Zusammenhang zu stehen.
Man glaubt heute aufgrund der historischen Erfahrung, dass es weniger virulente Formen gibt, die sich langsam entwickeln und Gefäß- und neurologischen Erkrankungen hervorrufen können. (Klinik der Konferenz im Park mit dem Themenschwerpunkt Rickettsien Erkrankungen „Annales de la societé belge de medecine tropicale 1962, Volume 3)

So etwas Ähnliches habe ich auch kürzlich in einem Aufsatz einfließen lassen, der sich auf den Satz Dr. Knocks in Jules Romains Buch bezieht: „ Jeder Mensch hat eine Krankheit, die auf ihn wartet.“

Diese Klage all zu lang und zu düster auf der Klagemauer der Epidemiologie fortzuschreiben ist nicht nur ein Prosaversuch, nicht nur ein Trick, um pathologische Entdeckungen Im Lauf der Jahrhunderte spannend zu erzählen.
Zu allererst geschah dies, um die gute Nachricht in berechnender Weise als großes und mächtiges Gegenstück zur Realität der schlechten Nachrichten vorzubereiten.

Zusammengefasst lautet diese gute Nachricht: Diagnose, Behandlung, Vorbeugung.

Ich habe all diese Horrorgeschichten, deren sich keiner gerne erinnert, deshalb zu Papier gebracht, in der unerschütterlichen und vielleicht sogar lächerlichen Hoffnung, dass sie gelesen werden.

Die Erinnerungen an die Larven des Horrors ziehen sich durch die Geschichte fort und zwar dank unserer historischen Ignoranz. Spionage ist eine gangbare Strategie, viele Länder zu erobern. Aber auch gegen diese Hinterlist gibt es ein Rezept. Ein Rezept, das geeignet ist, Patienten wieder auf ihre eigenen Füßen zu stellen, in einen Zustand zu versetzen, der ihnen ermöglicht, auf dieser Welt zu leben, die die einzige ist, die uns sicher ist im Gegensatz zum Versprechen von jenseitigem Glück aller Couleur.

Und wenn das Rezept noch nicht existiert, ist es höchste Zeit, es zu entdecken, weil das erste Interesse an der Geschichte Ihrer Krankheit sein muss, sie zu beheben.

III. Ich stand unter Anklage

In diesem Kapitel beschreibt Dr. Jadin die Hintergründe und den Werdegang des gegen sie von Seiten einiger südafrikanischen Kollegen initiierten Prozesses, der mehr als eine Anklage ein Versuch war, Dr. Jadin als Ärztin zu diskreditieren und wirtschaftlich zu ruinieren.
Auch die Presse machte mit und verbreitete Lügen. Trotzdem fand sie unter einigen alten Kollegen Ihres Vaters und unter neuen Kollegen, die von ihrem medizinischen Konzeptes überzeugt waren und an Sie als Ärztin glaubten Hilfe und Unterstützung. Natürlich standen die von ihr geheilten Patienten zahlreich auf ihrer Seite und kämpften für Sie. Schließlich ging sie aus diesem zermürbenden und jahrelangen Kampf gestärkt und freier heraus.

Chronische Infektionen sind eine medizinische Tatsache überall auf der Welt, nicht nur in Entwicklungsländern. Die Forschung zu diesen Themen hat aber heute eine wichtige Lobby gegen sich: Das medizinische Establishment.
Das Reich des medizinischen Establishments ist stark und seine Macht wächst mit unserem Schweigen. Wenn etwas mich an Ort und Stelle fassungslos verstummen lässt ist die zu freundliche und lammfromme Einstellung der Patienten, die nichts tun als geduldig zu warten, dass ich meinen Vortrag über Rickettsien zu Ende bringe.

Man beschränkt sich bei wissenschaftlichen Tagungen, einige gelehrte Kapitel über Chlamydien oder über Mykoplasmen als neue Entdeckung in USA zu präsentieren.

In der Wissenschaft aber spricht niemand über Rickettsien. Daraus folgt, dass diese nicht mehr existieren. Es wird fälschlicherweise als Tatsache hingenommen, was in Wahrheit nicht wahr ist. Welche Konsequenzen drohten aus diesem Diskriminierungstatbestand seitens des medizinischen Systems?
Genau dieses medizinische Establishment, das die Existenz von Rickettsien Infektionen verleugnet hat mir vor einigen Jahren den Krieg erklärt. So stand ich plötzlich unter Anklage.

Hintergründe des gegen mich initiierten Prozesses

Im Jahr 1992 trat meine erste erfolgreich behandelte M.E. Patientin Pauline noch einmal im Fernsehen auf für die Serie 50 - 50 und gab zu, geheilt zu sein. Ohne es zu wollen geriet ich so in die Schlagzeilen. Ein wohlmeinender TV Produzent teilte mir mit, dass obwohl die Mehrzahl meiner Patienten sich auf den Weg der Besserung befänden und das auch bestätigten, gäbe es auch eine wachsende Opposition von Seite meiner südafrikanischen Fachkollegen.

Die Fernsehsendung zeigte eine Gruppe von Virologen in weißen Kitteln, hinter ihren Mikroskopen, die sich mit deutlichen Vorbehalten mir gegenüber äußerten. Auch Pauline wurde gezeigt, wie sie in der Arena mit ihrem Pferd arbeitete. Das Team machte auch Aufnahmen von mir, wie ich mein Pferd Salut reite und wie ich einige meiner Bilder zeige, die geeignet waren, meine Glaubwürdigkeit in Frage zu stellen.

Nach dem Besuch des TV Produzenten bei dem Virologischen Institut änderte sich die Haltung des ganzen Projektes von einer eher freundlichen zu einer eindeutig feindlichen Haltung.

Dadurch wurde der Film einseitig und gegen mich gerichtet. Die wissenschaftliche Grundlage meiner Diagnosen, die bekannten Probleme von Rickettsien Erkrankungen in Süd Afrika und vor allem die Tatsachen wurden verschwiegen.
Es ist schon bemerkenswert, wie oft unsere Gesellschaft es hinnimmt, ohne es zu hinterfragen, was eine Institution oder ein scheinbarer Experte im weißen Kittel konstatiert.
Die Sendung 50-50 wurde am 07. Juni 1992 ausgestrahlt. Für mich war es eine Kriegserklärung. Im April 1992 erhielt ich einen Brief des südafrikanischen medizinischen und zahnmedizinischen Schiedsgerichts per Einschreiben, das mir mein bestürzter Mann überreichte. Es begann mit dem Satz „ Sie sind angeklagt der unsauberen und fahrlässigen Ausführung Ihrer Tätigkeit…“

Zur heutigen Lage in der Medizin: Weitere Hintergründe zu meiner Anklage

Leider ist die heutige medizinische Forschung viel mehr in Richtung Genetik gerichtet und versucht attraktivere Inhalte zu verkaufen und als Spekulationsobjekte anzupreisen, während die Rickettsien ein Schattendasein fristen. Doch indem man Fehler entziffert, die für Erbkrankheiten verantwortlich sind oder in dem man DNA Stücke isoliert, wird man nicht die Exzentrizitäten, die sich mit dem Kontakt mit Rickettsien ereignet haben, finden. Dies ist der falsche

Weg. Diese Haltung der Medizin hat auf jeden Fall dazu beigetragen, die Rickettsien Infektionen in eine Ecke zu setzen, in der diese Krankheit nicht mehr wahrgenommen wird. Genau diese Haltung hat aber eine entscheidende Rolle für die Hetzkampagne gespielt, die gegen mich initiiert wurde.

Die lange Abwesenheit von etwas, was man geliebt hat, hebt seine Bedeutung, wenn es wieder auftaucht, oder man hat es komplett vergessen. Die Dahingeschiedenen verdienen sicher unseren Respekt aber ihre Taten, die guten wie die schlechten, dürfen wir trotzdem nicht vergessen.
Gleichzeitig beobachte ich, dass das Wissen über Rickettsien krankt, weil es sich im Bericht des Pathologen oder im Kleingedruckten hinter dem Wort „Weil Felix“ versteckt.

Der Mikro Agglutinationstest für Rickettsien von Giroud, Pionier der Rickettsien Serologie ist fast völlig in Vergessenheit geraten. Die heutige Technik in den modernen Laboren ist selbstverständlich fortgeschrittener im Vergleich mit diesem langsamen, handwerklich aufwendigen und kostspieligen Test.
Ist das aber ein Grund, ein ganzes Krankheitsbild zu verheimlichen? Tatsache ist, dass immer mehr Menschen rund um den Globus darunter leiden – mit dem mehr als fragwürdiges Privileg eines nahen Todes aufgrund dieser Krankheit.

Der Prozess

Die medizinische Anhörung erinnerte an einen Hochverratsprozess. „Sie wurden unsauberer und unverantwortlicher Handlungen für schuldig befunden“, klagte mich das medizinische Konzil (Ärztekammer) an und schloss mich am 20. April 1993 – ohne eine Anhörung aus. Die Ausschlussbegründung behauptete, dass ich bestimmte Leute, deren Namen mir unbekannt waren, an Orten, an denen ich nie gewesen bin, auf eine Art und Weise behandelt hätte, die mir nie in den Sinn gekommen wäre.

Die Bezeichnungen dieser Begründung lauteten unter anderem „ungerechtfertigt, unwissenschaftlich, unerprobt, riskant, schädlich, unzuverlässig, überholt, primitiv, unbedeutend, irreführend, medizinisch irrelevant, ausbeutend, Werbung machend, den Standard und den Ruf des ärztlichen Berufsstandes schädigend und zwar 1991, 1992, 1993 in Folge,“ als ob ich jemanden verletzt oder gar umgebracht hätte!

Die Anklageschrift informierte mich darüber, dass zehn namentlich erwähnte Patienten durch meine Behandlung versehrt worden wären. Bei näherem Hinschauen erwies sich allerdings, dass nur die Hälfte dieser Personen tatsächlich in meiner Praxis gewesen war. Andere der genannten Patienten waren nie bei mir in Behandlung gewesen. Die Beschwerden, an denen sie zu leiden hatten, wurden als Übelkeit, zeitweiliges Erbrechen und Kopfschmerzen bezeichnet, unter denen sie während der Therapie gelitten hätten.Es war gar nicht nötig, die ganzen 40 Seiten Anhang zu lesen, um zu erkennen, wie mich der erste Eindruck täuschen konnte.
Ich war der Ansicht gewesen, ich hätte gute Arbeit geleistet, indem ich den Patienten zu schneller Besserung verholfen hatte.
In der Anklage wurde erwähnt, dass ich große Patientengruppen in Johannesburg, Cape Town, Port Elizabeth, Howick und East London beraten hätte.Das Bild, das man sich von mir machte war das einer Frau ohne festen Wohnsitz mit religiös fundamentalistischen Einstellungen.

Zugleich wurde betont, dass ich als geborene Belgierin ja eine Ausländerin sei und zu allem Überfluss hatte ich meine Examina nicht in Südafrika bestanden. Es wurde auch geargwöhnt, dass meine Tests nicht aus einem hiesigen Klinischen Zentrum, sondern aus einem unbekannten Labor irgendwo fern in Belgien kamen. Aus diesem Grund zweifelte man auch die Zuverlässigkeit der Ergebnisse an.
Die Anklagen blieben unwiderlegt und es kostete mich drei Jahre, Gegenbeweise zu sammeln und mich zu verteidigen; Drei Jahre, in denen ich verschiedene Instanzen zu durchlaufen hatte:
Die vorbereitenden Treffen mit Rechtsanwälten, bei denen ich die Geschäftshochhäuser von Pretoria kennenlernte und die langen zermürbenden Sitzungen vor dem Gericht der Ärztekammer am Ende der Vermeulen Strasse in Arcadia, dem Verwaltungszentrum der Stadt.
Das offizielle Verfahren begann am 9. Februar 1995. Das leitende Komitee bestand aus drei Mitgliedern. Glücklicherweise konnte ich die Namen und die Gesichter zuordnen und erkannte sofort den führenden Dr. S., der ein enger Mitarbeiter und Freund meines Hauptwidersachers Dr. A. S. war. Tatsächlich erinnere ich mich, wie er neben Prof Gear saß bei einem Treffen im Institut in X, wohin ich eingeladen wurde, um dort meine Therapie vorzustellen irgendwann im Jahre 1993. Ich erkannte bald, dass ich mit ihm an der Spitze des Komitees nicht einmal die Spur einer Chance haben würde.

Der Meinung waren auch meine Rechtsanwälte und sie verlangten ihn als befangen zu ersetzen. Die Sitzung wurde dann vertagt, bis ein neuer Vorsitzender gefunden wurde.
Professor FJM wurde ernannt und die Anhörung wurde fortgesetzt. Ich wurde bis Januar 1997 drei bis viermal im Jahr an drei bis vier Tagen pro Woche vorgeladen.

Die Beschuldigungen prasselten nur so auf mich herab, und ich konnte nur dastehen und zuhören und meine Notizen zur Weitergabe an meine Anwälte machen, die sie sofort bearbeiteten. Das war ungeheuer schwierig. Später erhielt ich die Erlaubnis, dem Staatsanwalt

direkt auf seine Fragen zu antworten. Oft klangen diese Fragen so überernst, dass ich mich kaum beherrschen konnte, laut herauszulachen und manchmal gelang es mir so, die Spannung mit Humor abzubauen.
Die Medien waren stets präsent, sie waren grundsätzlich gegen mich und brachten das Thema sehr einseitig in die Zeitungen. Die Namen der Ankläger wurden genannt.

Wer waren die Autoren dieser Artikel? Den Worten in den Zeitungen zufolge waren es Allgemeinmediziner, Biologen, Chirurgen, Pharmakologen und andere. Sie hatten sich gegen mich zusammengerottet unter Federführung eines besonders selbstgerechten Virologen. Die ersten Artikel in der südafrikanischen Sunday Times datieren vom August 1992 und waren so aufsehenerregend, dass ich zeitweilig sogar den damaligen Rugby Skandal aus den Schlagzeilen verdrängte. Es wurde berichtet: „Viele Ärzte halten die Therapie, die sie durchführt für unpassend und sogar gefährlich" und etwas weiter unten „ hiesige Ärzte halten den von Dr. Jadin durchgeführten Test für überholt und längst ersetzt durch genauere und zuverlässigere Methoden, weshalb er in Südafrika nicht mehr angewandt werden soll". Ein Dr. BS stellte fest, dass der angebliche Nutzen der Tetracycline überaus spekulativ und zufällig sei und die Nebenwirkungen so kritisch, dass sie als lebensbedrohlich eingestuft werden müssen.

Des weiteren äußerten sich die Professoren JT,HK, Dr. FS und AS in den Artikeln der Sunday Times ähnlich kritisch und machten aus mir eine „selbstgerechte Yuppie-Flue-Expertin, die eine Therapie verordnet, die auf den längst „nicht mehr zeitgemäßen Tests ihres Vaters" beruhe.

Die Klagen von zwei Patienten, die beide beim Medizinischen Konzil vorlegten, dass die Therapie sie nur noch kranker mache, spiegelten sich nicht in den von ihnen ausgefüllten Fragebögen, die ich meine Patienten vor jeder Untersuchung ausfüllen lasse. Ganz im Gegenteil, diese Fragebögen gaben ein ganz anderes Bild einer sich ständig bessernden Kondition wieder- als mein Rechtsanwalt Klärung dieser Widersprüche einforderte, hieß es, beide Patientinnen hätten mich nicht durch schlechte Ergebnisse enttäuschen wollen. Die Anklageschrift bemängelte auch, dass ich in kommerzieller Absicht gezielt Pamphlete und andere Dokumente streue, die meine Therapie an jeder Straßenecke anpreisen würden- Tatsächlich entpuppte sich das angebliche Beweisstück für diese absurde These als meine Standardpatienteninformation, mit der ich neue Patienten über grundsätzliche Regeln informiere. Aus diesem Formular lassen sich so Aufsehen erregende Details zitieren wie, dass man Medikamente besser nicht auf nüchternen Magen einnehmen soll, um Magenentzündungen oder Speiseröhrenentzündungen zu vermeiden - des weiteren warnt es vor intensivem Sonnenlicht während der Einnahme von Tetrazyklinen und vor möglichen Risiken bei Dehydration, Vergiftungserscheinungen oder Schwangerschaft usw.

Die Tatsache, dass ich regelmäßig Proben nach Europa sandte, anstatt einheimische Labore zu nutzen, war offensichtlich ein besonders schwerwiegendes Vergehen, das immer wieder angeprangert wurde. Jedenfalls führte die Kommission immer wieder respektable Zeugen dieses Vergehens vor. Warum kam dieser Umstand nicht vorher schon zur Sprache? Als meine Rechtsanwälte diese Frage vor Gericht stellten, hieß es, man habe „nicht gewusst, wie man mich hätte erreichen können".(Dr. W.)

Ich hielt mich doch für unschuldig und war überzeugt, keine Fehler gemacht zu haben. Für mich war das Ganze ein einziges Lügenpaket, das ich ohne weiteres glaubte, entkräften zu können. Es ging mir einfach nicht in den Kopf, dass solche hanebüchenen, an den Haaren herbeigezogenen Argumente ausgerechnet von Kollegen vorgebracht wurden. Ich wollte nicht glauben, dass sie aus Enttäuschung oder Neid meine immunologischen Tests nicht anerkennen wollten.

Aus diesem Grund begann ich, Berge von Papier zu durchwühlen, um wissenschaftliche Artikel und medizinische Schriften für meine Argumentation zu finden. Zum einen solche über Rickettsien-

infektionen, die in Bezug auf die Symptome, Diagnose und Behandlung weitestgehend als akzeptiert gelten konnten.
Diese fand ich besonders in französischsprachiger Literatur der fünfziger bis Mitte der achtziger Jahre und dann wieder in der französischen, amerikanischen und englischsprachigen Literatur seit Beginn der neunziger Jahre.

Ich berücksichtigte auch das neuerdings viel beschriebene Chronische Müdigkeits Syndrom (CFS). Die Kriterien für diese Krankheit und ihre Beschreibung beruhten weitgehend auf den vom Zentrum für Krankheitsüberwachung in Atlanta festgelegten Standards. Die Ursachen und die Entwicklung zu diesem Krankheitsbild hin war nur sehr vage bestimmt und ebenso die mögliche Behandlung.
Ich konsultierte alle möglichen Aufsätze, die die verschiedenen Tests für Rickettsieninfektion verglichen. Ich kam zu dem Ergebnis, dass die Mehrheit der Wissenschaftler sich für den von meinem Vater benutzten Mikro Agglutinationstest aussprach, wenn die benutzten Antigene von ausreichender Qualität sind. Das Hauptproblem bestand nach einhelliger Meinung in der handwerklichen Präzision der Medizintechniker und darin, dass die Antigene nicht kommerziell erhältlich waren.
Im Gegensatz dazu konnte man das vom Weil-Felix Test, nicht behaupten- der aus verschiedenen Gründen schon immer bemängelt worden war. Dies habe ich bereits in Bezug auf Paulines Fall geschildert.

Es ist schon seltsam, dass der Weil-Felix Test, selbst im Zeitalter von Immunfluoreszenz und PCR als einziger von der südafrikanischen Gesundheitsbehörde anerkannter Test weiter besteht; Nebenbei bemerkt hat sich die Fehlerhaftigkeit des PCR ebenfalls schon bewiesen und er hat dadurch an Glaubwürdigkeit verloren. Auch in vielen anderen Ländern wird der Weil-Felix- Test aus den oben genannten Gründen kritisch betrachtet.

Ich hatte die vage Hoffnung dass die Lektüre all dieser Berichte es mir ermöglichen würde, so wissenschaftlich genau wie möglich auf die wichtigen Fragen antworten zu können.

Außerdem fügte ich noch meine beiden geplanten Zeitschriftenartikel bei. Danach fühlte ich mich gut gewappnet und vorbereitet. In meinem Besitz fand sich außerdem der Bericht eines einflussreichen südafrikanischen Psychiaters, der unter besonders schwerer Müdigkeit gelitten hatte, die von Muskelschmerzen und Depression begleitet wurde, kurz nach dem er sich eine Farm in Natal gekauft hatte. Diese Region ist berühmt für ihr regenreiches Klima und ihr reiches Weideland, das Herden von Milchkühen ernährt, deren Milch als besonders gesund gilt, wenn sie noch nicht pasteurisiert ist. Natürlich sind die Kühe die besten Wirte für alle möglichen Parasiten und Viren, wie Rickettsia, die von Zecken übertragen werden. Es ist nichts Neues, dass sich diese Erreger auch in der Milch befinden, wenn diese nicht ausreichend erhitzt wurde. Vom Flugzeug aus gesehen ist Natal ein reiches und gesundes, weil grünes Land. Näher betrachtet ist das Land, das von zwei unregelmäßigen und ständig ihr Bett verändernden Flüssen eingefasst ist, mit einem grausamen Klima gesegnet oder vielmehr verflucht. Während einer meiner regelmäßigen Besuche in Pietermaritzburg, der wichtigsten Stadt in Kwazulu-Natal, erfuhr ich, das das tiefe Tal, das ich kurz vor der Landung aus dem Flugzeug von zwei Wolkenbändern begleitet gesehen hatte, den Namen „Sleepy hollow" führt- Seltsame Überlieferung, die einem derartig zeckenverseuchten Gebiet einen Märchennamen gibt.

Jedenfalls wurden dieser Arzt und seine Frau meine Patienten. Ihre Heilung verlief spektakulär.
Er konnte seine Tätigkeit nicht nur wieder aufnehmen, sondern behandelte vor seiner Pensionierung noch selbst weitere 300 erschöpfte und depressive Patienten mit derselben Methode erfolgreich. Er verfasste darüber einen besonders exakten und ausführlichen Bericht.

Außer dieser eidesstattlichen Versicherung besitze ich noch mehrere hundert weitere von glücklich genesenen Patienten. Ein Mikrobiologe aus Melbourne sandte mir einen ganzen Stapel von Artikeln – er hatte wohl durch einige meiner australischen Patienten angeregt, Kontakt zu meinem Vater aufgenommen und ihm regelmäßig

Blutproben seiner Patienten zum Test auf Rickettsien geschickt. Mein Vater wiederum hatte ihn mit französischsprachigen Artikeln aus der Pasteur Schule der späten achtziger Jahre versorgt, die er mir jetzt zusandte- er hatte sich verdienstvollerweise die Mühe gemacht, sie ins Englische zu übersetzen.

Ich hatte also einen soliden und gut begründbaren Hintergrund, stand mit beiden Füssen fest auf der Erde, fühlte mich von meines Vaters Rat unterstützt und konnte mich auf die Aussagen und Versicherungen meiner zufriedenen Patienten stützen- ich war völlig blauäugig der Meinung, die Anklageschrift richtig verstanden zu haben- was für ein Irrtum!

Rückgrat aller Anklagen waren die Stapel von Beschwerdebriefen eigener Kollegen an die Ärztekammer und untereinander!
Das ist leider keine Fiktion, sondern die ganze bittere Wahrheit und die Charaktere, die ich beschreibe, stammen leider nicht aus einem Thriller oder Gruselroman.

Das hier ist eben leider kein Roman, sondern eine Beschreibung von Tatsachen, einige davon ich jetzt erwähnen werde:
Ein mir unbekannter Arzt aus Durban brachte eine Menge Anklagen gegen mich vor, die auf Briefen eines Freundes beruhten:" ...des weiteren kann eine Klage über die Behandlung für eine nicht spezifizierte Kondition nur von einem betroffenen Patienten selber und nicht von einem Dritten initiiert werden. So oder so wird sich dieses ganze Behandlungsfiasko als einem natürlichen Tod gestorben erweisen."

Kürzlich sah ich einen von diesem Arzt gegen CFS behandelten Patienten, den er gegen Rickettsieninfektion mit Tetrazyklinen behandelt hatte.
Er hatte nur den Fehler gemacht, den Zustand nicht zu untersuchen und ihn pauschal behandelt.
Ein als Radiosprecher bekannter Arzt erklärte im Bezug auf meinen Fall: „ Dr. Jadins Aktivitäten müssen sofort gestoppt werden!".
Er schrieb auch einen Brief an die ME-Vereinigung: „ Ich stimme

damit überein, dass die Aktivitäten von Dr. Jardin völlig unakzeptabel sind. Ich empfehle, dass Sie dringend das medizinische Kontrollgremium und die südafrikanische Ärzte- und Zahnärztekammer, die sich beide in Pretoria befinden davon unterrichten, „ gezeichnet Universitätsprofessor der Universität des W, 17. März 1993.

Dr. IW arbeitete am Institut in X in der Abteilung Immunologie. Sie führte dort routinemäßig den Weil-Felix-Test auf Rickettsien durch. Sie veröffentlichte einen Aufsatz in der Märzausgabe des SAIMR Newsletters 1992 mit der Absicht, die medizinische Bruderschaft aufzurütteln und aufzuklären über die angeblich irreführenden Ergebnisse, die sich aus dem von meinem Vater praktizierten Mikro Agglutinationstest ergäben.

Sie verbreitetet ihre Unterstellungen an Labore und Ärzte und verschickte Kopien an PA, Chefredakteur einer Fernsehsendung mit dem Titel 50/50 am 2. März 1992.

In diesem Schreiben legte sie Daten zu angeblich drei Seren verschiedener Herkunft vor, die auf Rickettsieninfektion getestet wurden und die Ergebnisse dreier Labore; Das erste, das Zentrum für Krankheitsüberwachung (Centre for disease control/CDC) in Atlanta, das zweite war das Labor, in dem sie selbst tätig war und die dritten Ergebnisse stammten aus dem Labor meines Vaters. Sie erklärte, dass die erstgenannten Atlanta CDC und das SAIMR denselben Test, nämlich den Immunfluoreszenztest, und mein Vater den Mikro Agglutinationstest verwendet hätten. Um ihre Recherchen fortführen zu können, hatte sie einige meiner Patienten angeschrieben, um ihr Serum zur Verfügung gestellt zu erhalten.

Drei Röhrchen wurden untersucht, um die Schlussfolgerungen ihrer Studie zu untermauern: Sie gab zwar beiläufig zu, dass sie nicht „mehr ganz sicher war, ob es alle drei waren, aber zumindest wären zwei der Proben von demselben Patienten gewesen“. Das Problem, das sich durch das Fehlen von geeigneten Antigenen für Rickettsia Prowazeki ergab, umging sie indem sie kurzerhand zu ihrer Ausführung des Tests ND für nicht ausgeführt hinzufügte.

Sie weigerte sich, dazu einen Kontakt zu diesem obskuren „Labor irgendwo in Belgien aufzunehmen, von dem niemand gehört hatte“. Ohne auch nur diese Umstände in Erwägung zu ziehen, um die Integrität des Südafrikanischen Instituts für medizinische Forschung zu untermauern, schlussfolgerte sie: „Wie sich klar ergibt, sind die vom SAIMR erlangten Ergebnisse in Übereinstimmung zu denen des CDC Referenzlabors, während deutliche Abweichungen zu den von dem belgischen Labor vorgelegten Ergebnissen bestehen. Was klar ausgedrückt bedeutet, dass der Bericht des CDC Rickettsial Reference Labors ganz deutlich die Richtigkeit der SAIMR-Ergebnisse zeigt.“

Der Vorsitzende der ME Vereinigung war entschlossen, mein Treiben zu unterbinden. Er stellte eine Liste von Mails zusammen, um seine Vereinsmitglieder und Leser über „Die Wahrheit in Sachen Rickettsien zu unterrichten:

- Es gibt keine Erkrankung namens Rickettsia
- Tests überseeischer Labore sind primitiv und unzuverlässig
- Die dort als positiv getesteten Fälle erwiesen sich bei Kontrolluntersuchungen Südafrikanischer Institute als negativ (NIV, University of Natal, Unterschiedliche Labore und Bakteriologen in Großbritannien(UK))
- Der für die Tests in Übersee verantwortliche Mediziner versteht kaum etwas von ME/CFIDS
- Patienten, die angeblich gesund wurden, waren in Wirklichkeit nur falsch als ME/CFIDS-Kranke diagnostiziert worden.
- Patienten, die angeblich geheilt waren, wurden falsch diagnostiziert oder erholten sich von selbst in der Zeit nach der Diagnose“

Dieser Unsinn wurde in den Südafrikanischen Myalgisch Encephalomyelitis News vom März 1992 Nr. 1 veröffentlicht!

Zu derselben Zeit schrieb derselbe Kollege einen Brief an Dr. AS, indem er seine „Besorgnis über diese traurigen und allzuleicht übersehenen Umstände“ äußerte.

Im April des gleichen Jahres wandte er sich an die medizinische Vereinigung Südafrikas „ Um die Leidenden und ihre Familien vor Ausbeutung zu schützen... stellen wir nochmals fest, dass sowohl der belgische Test als auch die Therapie ein Irrweg sind. In unseren Augen handelt es sich um ethisch falsches Verhalten, dass einen getürkten Bluttest als Vorwand für Menschenexperimente vorschiebt. Wir werden weiterhin jeden vor den Leeren Versprechungen und falschen Behandlungen warnen.“

Unwissend wie ich war, bekam ich diese Sätze erst 1996 zu lesen. Genauso war es mit einem Artikel mit der Überschrift: Tetrazykline in der ME-Behandlung, Lug oder Wahrheit?
Aus der Feder von BS und im südafrikanischen medizinischen Journal im Juni 1992 veröffentlicht.

In der von ihr zusammengestellten Liste „die obgleich unvollständig, so doch dazu dienlich ist, einige der Risiken des Einsatzes von Tetrazyklinen gegen ME zu verdeutlichen“ berichtete sie, dass in Kanada „ ein sechzehnjähriger Junge eine hepatitische Reaktion erlitt und schließlich daran verstarb, nachdem er einen Monat lang 10 Mg Tetrazykline dreimal täglich erhalten hatte. Der Junge erhielt eine Lebertransplantation und dazu eine Abschuppung der ersten obersten Hauthornschicht“... Angsterregend, nicht war?
Was natürlich nicht erwähnt wurde, war der fehlende Zusammenhang zwischen der Erkrankung und dem Tod dieses Kindes und meiner Behandlungsmethode!

Es wurde einfach nicht für berücksichtigenswert erachtet. Niemand interessierte die Unvergleichbarkeit der beschriebenen Fälle, da Ärzte, die ja nie Zeit zum lesen wissenschaftlicher Artikel haben und immer nur die Überschriften überfliegen, die Warnung vor interraniellen Blutungen und die Forderung nach ständiger begleitender Beobachtung außer Acht lassen. Um die Gefahr besonders zu betonen: Vitamin A wurde fälschlicherweise als Bestandteil der Therapie bezeichnet, also gerade das Vitamin vor dem ich in meiner Anleitung „was tun und was unterlassen“ immer besonders warne, es einzusetzen- das teile ich allen meinen Patienten ausdrücklich mit. Der nächste Paragraf des Artikels handelte von Teratogenität. Natürlich kann es schwangere Frauen besonders betreffen. Eine Nachprüfung hätte gezeigt, dass ich mich immer vergewissere, dass ich niemals Schwangere mit Tetrazyklinen behandele.. Die Gefahr des „Autofahrens während der Therapie“, zum Beispiel wenn Patienten eine bestimmte Art von Tetrazyklinen wie Minozyklin nehmen, werden ebenfalls erörtert.

Wenn es noch irgend einen Zweifel im Bezug auf die angeblichen Gefahren meiner Behandlung gegeben hätte wurde in der Schlussfolgerung noch einmal unterstrichen: „ Der vertraute und auf Hippocrates zurückgeführte medizinische Grundsatz- zunächst einmal nicht zu schaden-(primum not nocere) umfasst die Notwendigkeit, jeden ungerechtfertigten Gebrauch von kostspieligen und möglicherweise schädigenden Substanzen bei ME-Patienten zu unterlassen. Auch wenn man stets offen für neue Theorien und originelle Ideen in Bezug auf die Behandlung tödlicher Krankheiten bleiben sollte, muss auf die zwingende Notwendigkeit umfassender klinischer Studien hingewiesen werden, bevor man Außenseitern erlaubt, irreführend, möglicherweise sogar zu deren Schaden und in ausbeuterischer Absicht Menschen in Not und Verzweiflung auszunutzen.“

Während der Vorbereitungen zu dem Fall wurde ein südafrikanischer Chirurg französischer Abstammung, Dr. S. ernannt, um einige Schriften meines Vaters und anderer französischer Wissenschaftler zu übersetzen. Er brachte sein Erstaunen gegenüber meinen Anwälten mit den Worten zum Ausdruck:“ Warum macht man daraus einen Gerichtsfall?“ Er hatte nämlich erkannt, dass meine Therapie eine fundierte Grundlage hatte.
Wen hätte ich auch in Südafrika finden sollen, der Erfahrung auf einem Gebiet hat, wenn die Voraussetzung für die Untersuchung, die Wertigkeit des Mikro Agglutinations Tests oder auch nur der

Immmunfluoreszenz Test überhaupt nicht gegeben war? Ich dachte an diesem Punkt daran, dass ich meinen Vater hinzuziehen würde, sollte es noch schlimmer werden.

Die Sitzung wurde mit drei intelligenten, scharfen und urteilsfähigen Herren auf dem Podium, Prof. FJM, AF und LAH fortgesetzt. Wenn ein Mitglied der Opposition den Ausdruck „Kreuzzug“ gebrauchte, hielt Prof FJM den Ausdruck „Vendetta“ für zutreffender.
Tag für Tag lauschten sie alle schweigend den Lügen, die unter der Schweigeglocke verbreitet wurden.

Die Mitglieder des Instituts in X heuchelten Unwissenheit im Bezug auf die Arbeit meines Vaters. Sie gaben vor, dass sie in Erfahrung gebracht hatten, dass er noch in Belgien lebte, aber stritten jede Kenntnis seiner Forschungen ab und bezweifelten, dass er immer noch ein Labor führen könne. Es bereitete mir deshalb ein besonderes Vergnügen, diesen Ignoranten im Komitee das Buch mit dem Titel Horizonte 80 zeigen zu können, das 100 Briefe aus aller Welt versammelt, die mein Vater zur Feier seines achtzigsten Geburtstags erhielt.

Als man mich dazu aufforderte, den Brief Professor Gears vom Südafrikanischen Instituts für medizinische Forschung vorzulesen, trug ich mit zitternder Stimme vor:

Sehr geehrter Herr Professor Jadin, wir wissen, dass Sie in Kürze einen weiteren Meilenstein in ihrem Leben hinter sich lassen, nämlich ihren achtzigsten Geburtstag. Deshalb wollen wir Ihnen auch zuerst einmal einen besonders schönen Geburtstag wünschen.
Wir trafen uns zuerst während des II Weltkrieges und später in Leopoldville und Brazzaville anlässlich einer Konferenz zu Rickettsienerkrankungen, in der Sie einen maßgeblichen Anteil hatten. Wir erfuhren dort eine Menge über das rote Kongofieber und Savannah Typhus und auch über Rickettsien und Chlamydien Erkrankungen. Es wurde schnell klar, dass sie dort fundamentale Beiträge zum Verständnis tropischer Krankheiten machten und diese Aufgabe haben Sie seitdem weiter verfolgt. Es ist mir eine Ehre

Ihnen hier im Auftrage meiner südafrikanischen Freunde und Kollegen unsere tiefe Dankbarkeit für ein lebenslanges Forschungswirken im Dienste der Menschheit und besonders dem Wohle der Menschen des tropischen Afrika aussprechen zu dürfen. Wir gratulieren einem der Pioniere der Tropenmedizin dieses Jahrhunderts....

Mit Hochachtung und Verehrung
James Gear

Weitere Unterstützung fand ich durch einen Mann, der als eine Ausnahmeerscheinung in Bezug auf seinen Sinn für das Außergewöhnliche und für die Wahrheit gelten konnte: Dr. LVR.

Schon bevor es zu einem öffentlichen Fall wurde, hatte er sich auf meine Seite gestellt, und das nicht passiv oder zufällig, sondern weil er von der Richtigkeit meines Ansatzes voll und ganz überzeugt war. Er war damals und ist immer noch Direktor einer wichtigen Gruppe pathologischer Labore. Er kam zu mir und meinen Anwälten kurz vor Beginn der Anhörung, um seine Hilfe anzubieten. Als er von der Kontroverse über den Mikro Agglutinationstest erfuhr, reiste er persönlich Ende 1991 nach Antwerpen, um sich eine Meinung zu bilden.

Er hat dann vor dem Komitee nochmals in aller Form dargestellt, wie beeindruckt er vom Wissen meines Vaters war. Er sagte aus, dass die Skepsis gegenüber dem Mikro Agglutinationstest allein auf die mangelnde Befähigung und finanzielle Ausstattung in den modernen Laboren zurückzuführen sei. Er stellte noch einmal klar, dass um den nötigen Pool von Antigenen zu erhalten, die Nutzung von Meerschweinchen oder Hamstern notwendig sei, was man in Südafrika nur nicht mehr praktiziere.

Er gab seinem Bedauern noch einmal besonderen Ausdruck, dass er mit meinem Vater wegen der Sprachbarriere nicht so gut habe kommunizieren können, dass er aber große Hoffnung in eine zukünftige Zusammenarbeit mit mir und meinem Vater in naher Zukunft hoffe, was die Versorgung mit Antigenen anginge.

Unter den Patienten, die sich für meine Arbeit aussprachen war ein ehemaliger Professor für Ökologie von der Witwatersrand University, der nicht anders konnte als eine brillante Vorlesung über wissenschaftliche Forschung zu halten, die jedermann beeindruckte.
Ein Ingenieur dankte mir dafür, dass ich ihm seine Frau nach fünfzehn Jahren des Leidens zurückgegeben habe.

Dann waren da noch die Eltern eines jungen Patienten, dessen Zukunftsaussichten ziemlich sicher darin bestanden hätte, in einer psychiatrischen Anstalt dahinzuvegetieren, wenn es meine Behandlung nicht gegeben hätte.
Desweiteren kam eine Rechtsanwältin, Tochter eines bedeutenden Johannesburger Physikers, deren lange lähmende Erkrankung durch Behandlung mit Tetrazyklinen gestoppt wurde. Es gab noch viele andere mit klarem Verstand und dankbaren Worten.

Ein Pharmazeut wurde aus Port Elizabeth herbeigerufen, um gegen mich auszusagen, wegen meiner angeblich tödlichen Dosen von Antibiotika.

Er war sich anscheinend nicht ganz sicher, wie er die teilweise obskuren Fragen, die ihm von dem Strafverfolger gestellt wurden beantworten sollte. Nachdem er es eine Weile mit mehr oder weniger Erfolg versucht hatte beschloss er, es kurz zu machen und sprach ungefragt über die beeindruckenden Verbesserungen des Gesundheitszustandes meiner Patienten während der Behandlung.
Daraufhin wurde er kurzerhand aus dem Zeugenstand entlassen. Die Sitzung wurde daraufhin geschlossen und auf einen Termin einige Monate später vertagt.

Nun war es meine Aufgabe, auf die verschiedenen Fragen zu antworten.
Die Arbeit mit meinem Rechtsanwalt wurde nun intensiviert und oft kam ich nicht einmal mehr zum Schlafen nach Hause. Niemals werde ich die letzte vorbereitende Sitzung vor der Anhörung am frühen Sonntagmorgen vergessen. Es war ein schier unendlicher Tag, der einfach kein Ende nehmen wollte.

Ich wurde immer müder, als wir die immer gleichen Geschichten zu den möglichen Fragen durchkauten, die meine Anwälte immer wieder leicht abgeändert stellten, um mich fit für meine Verteidigung zu machen.

Dann polierte der Anwalt seine Technik noch einmal auf: Er stellte einen seltsamen Stuhl auf, den er selbst für diesen Zweck ersonnen hatte, um den Zeugenstand darzustellen, wie ich ihn am folgenden Tag betreten sollte.
Wie auf einer Theaterbühne führte er sein Kreuzverhör fort, als wären wir wirklich im Theater bei einer letzten Probe unmittelbar vor der Premiere. Er saß neben mir.
Ich starrte völlig erschöpft und angesichts einer äußerst düster erscheinenden Zukunft mit tränenverschleierten Augen auf die Wolkenkratzer der Skyline von Pretoria im letzten Licht des endenden Tages. Meine Anwälte arbeiteten großartig und sehr professionell. Sie wandten rigorose Mittel an, um meinen Fall zu gewinnen, und die Zukunft gab ihnen damit Recht. Nach diesem unglaublichen Tag musste ich in einer nahegelegenen Pension übernachten, mit der Aufgabe noch Dreihundert Seiten Material durchzuackern, die wir noch gemeinsam hatten durchgehen wollen. Ich verbrachte also diese Nacht damit, diese Literatur mit Hilfe farbiger Markerstifte durchzuarbeiten. Sie waren rosa, gelb und grün und diese Farben zierten dann auch bald meine gesamte Bettwäsche.
Am nächsten Morgen musste ich dann in den Zeugenstand treten. Der bestand aus einem etwa zwei Meter hohen Kasten, der an einen mittelalterlichen Pranger erinnerte. Hier stand ich also die nächste Woche hindurch

Da ich aufgrund meiner körperlichen Kleinheit kaum in der Lage war, Augenkontakt zum Auditorium zu halten, kaufte ich mir erst einmal ein Paar unglaublich hoher Schuhe. Die habe ich nur noch einmal in meinem Leben getragen - 1997, am Tag der Urteilsverkündung.

Ich musste die Fragen des Anklagenden Konzils beantworten, das mit meinen Gegnern besetzt war. Wenn sie auch meist leichter erschienen, als die, mit denen meine Anwälte mich trainiert hatten, kam ich nicht mit ihrem anderen Ansatz zurecht, auf den ich nur unzureichend vorbereitet war.

Schlag auf Schlag aufeinander folgend mit erschreckender Geschwindigkeit und Eloquenz, wurde ich mit Worten bombardiert. Mit dem Gebrauch dieser obskuren und hinterhältigen Technik gelang es dem Konzil, sich jedem Versuch um Aufklärung und Richtigstellung meinerseits zu verweigern.
Aber ich bestand die Prüfung, indem ich jedem Anwurf einen Gegenbeweis entgegenstellte, das führte allerdings zu einem schier endlosen Wettlauf. Oft schien die Gegenfrage zu meinem nächsten Kommentar schon im Voraus klar zu sein.

Die vorgefasste Meinung, sich der unbedingten Aufklärung der angeblichen Wahrheit und deren schonungsloser Offenlegung zu widmen wurde unter einem undurchdringlichen Wortdickicht fast verborgen.
Ich war nie zuvor in einen Dialog verstrickt, der so lange dauerte und bei dem doch so wenig herauskam.
In der Tat war der Strafankläger durchaus mild und letztendlich glaube ich auch zu intelligent, um nicht zu begreifen, dass er einen nicht ganz überzeugenden Fall vertrat.

Eines Tages fragte er zum Beispiel, warum ich ein 14jähriges Mädchen behandelt habe. Das Kind genas vollständig und die Eltern brachten ihrem Dank in einem ergreifenden Brief zum Ausdruck, der auch als Beweisstück diente. Deswegen verstand ich auch zunächst nicht, warum er mich zu diesem Fall befragte. Offensichtlich konnte man mir meine Ratlosigkeit ansehen, denn er schien mir helfen zu wollen, indem er fragte „Sie meinen wohl, der schlagende Beweis für die Qualität eines Puddings besteht darin, dass er schmeckt?“ Nach einer Denkpause, in der ich versuchte, dem Sinn dieses Sprichwortes in meinem Fall nachzuhorchen, in denen ich Paulines Formulierung wiedererkannte, stimmte ich zu. Am nächsten Morgen befragte er mich zu einem ähnlichen Brief von den Eltern eines anderen Kindes, das als Ergebnis meiner Behandlung gesund wurde. Zum wiederholten Mal wurde mir nicht klar, dass man mir den Umstand vorwarf, Kinder mit Tetrazyklinen behandelt zu haben, war ich voreilig zu schnell mit der Antwort: „The proof is in the pudding“, dieser Versprecher löste Lachsalven im Publikum aus.

Ein einziges Mal verlor ich wirklich meine Ruhe, als der Strafverfolger mich anklagte, ein Gratisflugticket angenommen zu haben, um nach Cape Town, Pietermaritzburg und Port Elizabeth zu kommen. Ich muss kurz erklären, wie es dazu kam: Anstatt jeder einzeln zu meiner Sprechstunde zu reisen, hatten sich Patienten aus diesen Orten zusammengetan, um mir einen Flug zu ihnen zu ermöglichen. In aller Unschuld nahm ich dieses vernünftig und kostenschonend erscheinende Angebot an, bevor ich erkannte, dass es auch Nachteile hatte, die zu meinen alleinigen Lasten gingen: Die Atmosphäre in den unterkühlten Flugzeugen, die Anstrengung der stundenlangen Visiten und die Erschöpfung, ganz zu schweigen von den nächtlichen Autofahrten durch die zurecht berüchtigten Straßen Johannesburgs.

Später habe ich in Erinnerung an diese Gedanken ein Bild gemalt. Es stellte den Himmel dar, wie man ihn aus dem Flugzeug sieht, mit v-förmigen Federwolken, die irgendwie an ein S.O.S. Signal erinnerten. Eigentlich hatte ich vor, es dem Strafankläger zu schenken, aber ich vergaß es, aber es hängt noch heute in meinem Wartezimmer wie eine bittere Erinnerung.

Die Stunden in dem Auditorium indem ich mich all der schweren Anschuldigung erwehren musste, wurde von außen das Sekretariat des Medizinischen Gerichtshofes durch Hunderte von Faxen meiner Patienten bombardiert, die mich und meine Arbeit lobten.
Die Ansichten, die sich in diesem Briefen ausdrückten, in diesen Bergen von Papier hätten eigentlich ausreichen müssen, den Lauf der Dinge direkt zu wenden.- Aber in dieser Weise lief das Ritual eben nicht nach demokratischen Prinzipien ab.
Dann kam der Januar 1997.

Nach fast zwei Jahren nervlichem Stress, in denen ich ständig meine ganze Kraft dazu gebrauchte, um die beste Verteidigung meiner Theorien und meiner öffentlichen Rolle zu finden und meinem Bedürfnis, über Rickettsien und CFS aufzuklären ständig gerecht zu werden, versuchte, hatte sich mein englisches Ausdrucksvermögen ungemein verbessert- mein ganzes synaptisches Vermögen hatte sich unter dem Ansturm der Fragen des Komitees zusehends zweifellos geschärft.
Unerwarteterweise verkündete das Komitee zu diesem Zeitpunkt das Ende des Prozesses. Man ließ sich sogar dazu herab, nachzufragen, ob ich nicht durch den Modus operandi zu verletzt sei, worauf ich sie beruhigen konnte und der Versammlung dafür dankte, in dieser Weise meine Sprachfähigkeit und mein medizinisches Verständnis erweitert zu haben.
Vor der letzten Anhörung hatte ich noch, wenn auch innerlich zitternd in einem Anfall von Sarkasmus meine Anwälte gefragt, was sie wohl meinten, wie ich hingerichtet werden würde: Guilliotine, Elektrischer Stuhl, Richtblock?

Sie hatten die Ironie meiner Worte nicht ganz begriffen, denn sie versuchten mich mit dem Hinweis zu beruhigen, dass es „weder auf Todesstrafe, noch auf eine Gefängnishaft hinauslaufe." Ich hatte ja schließlich niemanden ermordet, oder willentlich verletzt, aber ich hatte mich eines Vergehens schuldig gemacht, mit dem ich „zumindest mit dem Entzug meiner ärztlichen Approbation –also mit Berufsverbot -von bis zu drei Jahren" rechnen musste- wenn nicht sogar -und das schien zu diesem Zeitpunkt weitaus wahrscheinlicher - mit dem gänzlichen Ausschluss von jeglicher Berufsausübung als Ärztin. Irgendwann war es dann soweit am Nachmittag eines Freitags des 17. Januars 1997 als angesichts einer dichten Publikumsmenge der Vorsitzende des Komitees seine Entscheidung verkündete.

Die Mehrzahl der Zuhörer waren meine Patienten. Auch die Presse war vertreten. Dr. AS, der Anführer meiner Gegner saß neben einer pompösen Dame, beide mit dunklen Sonnenbrillen gewappnet und ständig miteinander flüsternd. Ganz zu schweigen von meiner

eigenen erbärmlichen Gestalt, wie ein Schaf angesichts des bösen Wolfes. Auch meine Anwälte trugen wenig zu meiner Ermutigung bei. Der Vorsitzende las noch einmal Wort für Wort alle Anklagepunkte vor, jeden für sich und in ungeordneter Reihenfolge.- Wie eine Katze, die mit einer hilflosen Maus spielt. Er sprach mich in allen Fällen frei, endete aber mit den Worten: Obwohl die Kammer Frau Dr. Jadin in allen Anklagepunkten frei spricht, möchte der Gerichtshof folgende Anmerkungen und Bemerkungen zu ihrer Praxis feststellen: „Angesichts der Beweislage, die den Beweis einer Notwendigkeit allein durch den Mikro Agglutinationstest von Dr. Jadin herstellt und angesichts der Beunruhigung, die das Komitee während der Anhörung geäußert hat, fordern wir eine genaue Untersuchung und Bewertung des Mikro Agglutinationstests gegenüber dem IGM und IGG unter Berücksichtigung aller bekannten Rickettsienstränge.
Wir fordern, dass die Ergebnisse einer solchen Studie zu ihrer Therapie in einer wissenschaftlichen Zeitschrift, vielleicht unter Mitwirkung eines Mitglieds unserer medizinischen Hochschulen“ veröffentlicht werden.

Die Hitzewellen, die Südafrika immer im Januar heimsuchen, hatten die Spannung der Situation vielleicht noch stärker aufgeheizt, wie die Dämpfe eines türkischen Bades.
Nach fünf Jahren der ständigen Unsicherheit war ich zunächst einmal erleichtert und tief beeindruckt von der Unparteilichkeit der drei Richter und ihrem Mut mich frei zu sprechen von einem Wust von Anklagen, die die Mehrheit ihrer eigenen Kollegen vertreten hatte. Ich musste sie einfach alle umarmen und küssen wie natürlich auch meine erleichterten Anwälte und kehrte triumphierend nach Hause zurück.

Am nächsten Tag versuchte ich, immer noch zitternd, meine Arbeit wieder aufzunehmen. In ihrer nächsten Ausgabe titelte die Sunday Times „**Yuppie flu doctor begnadigt**“.

Der Autor Cas St Leger schrieb in einem fettgedruckten Untertitel: „Eine kontrovers bewertete Expertin für Juppie-Grippe, die des un-

sachgemäßen Ausführens ihrer ärztlichen Tätigkeit angeklagt war, wurde dieser Woche dazu angewiesen, ihre Behandlung zu ändern, nachdem einige Experten eindringlich vor den gefährlichen Folgen gewarnt haben." Diese Entscheidung sei mit Gefühlen „ von Ärger, Verzweiflung und Hilflosigkeit" verbunden.
Nach dem was ich bisher erlebt und erlitten hatte, hatte ich dies bestimmt nicht von den Zeitungen erwartet. Sondern zumindest gehofft, dass sie die Wahrheit berichten würden.
Trotz dieser Rufmordkampagne, nahm die Anzahl meiner Patienten explosionsartig zu. Dieser Gerichtsfall war geradezu ein Schlüssel zu meiner Popularität und zu meinem Erfolg.

Ohne die Anschuldigungen meiner Kollegen hätte ich niemals meine Forschungen in diesem Maße intensiviert.
Ohne die von ihnen sicher nicht so beabsichtigte Öffentlichkeit hätte ich niemals so schnell so viele Patienten erreicht. Als Ergebnis dieser ungewünschten Qual bekam ich einen Zugang zur Forschungsriege und konnte mich zugleich fester in der praktischen Arbeit verankern, sodass ich mich nach beiden Seiten mit Gewinn entwickeln konnte.
In dieser Hinsicht bin ich vielen anderen überlegen, zum Beispiel denjenigen klinischen Forschern, die Krankheiten beschreiben müssen, ohne Zugang zu den Erregern zu haben, oder auch gegenüber den Pathologen, der die Entwicklungszyklen eines Erregers studiert, ohne ihn in Zusammenhang mit der eigentlich betroffenen Menschheit untersuchen zu können.
Einige Monate später lud mich die Universität von Newcastle (Australia) zu meinem ersten internationalen Vortrag auf dem Congress für CFS in Manly, Sydney, ein.

Kurz nach der Ankunft luden mich eine gute Freundin und ihr Ehemann ein. Dank Ihnen verliebte ich mich sofort in das Leben in Sydney, wohin ich im nächsten Jahr zum 2. Kongress für CFS zurückkehrte.
Im September 1999 konnte ich meine neuesten Ergebnisse auch auf einem Kongress in Brüssel vortragen und auch aus Anlass einer weiteren Tagung an der wunderschönen Unversität von Padua.

Jede dieser Reisen gab mir die Möglichkeit zum Austausch mit führenden CFS Forschern.

So wurde Philippe Bottero von einem Bekannten der Familie zu einem persönlichen Freund und ich erkannte in ihm einen der echten Pioniere in der Behandlung von Rickettsienerkrankungen, da war auch der sehr enthusiastische und eindrucksvolle Tim Roberts von der Univ. von Newcastle und sein Team;
Außerdem muss ich den Belgier Kenny de Meirleir von der Freien Universität Brüssel, den Amerikanischen Kollegen Garth Nicolson vom Institute für Molekularmedizin der USA, WJ Martin von dem Centre of Complex Infectious Diseases of USA, Dan Peterson vom George Washington University und nicht zuletzt Vincento Cutrupi aus Italien erwähnen.
Genug Zeit ist nun verstrichen, um mich der Aufarbeitung dieses Verfahrens zuzuwenden.
Ich habe versucht, mit nahezu jedem Labor in Südafrika über einen Vergleich des Immunofluoreszenztests mit dem Mikro Agglutinationstest nach Giroud ins Gespräch zu kommen - ohne jeden Erfolg!
Bis heute taucht der Weil-Felix Test auf allen Labortest Anforderungen unter der Rubrik Rickettsia an erster Stelle auf.
Seit Anfang 2000 sind drei Typen von Chlamydien Antikörpern und von Mycoplasmen Antikörpern verfügbar geworden, um die notwendigen serologischen Untersuchungen durchführen zu können.

Neuerdings sind noch Antikörper für Coxiella burnetti erhältlich, die sich wie Chalmydien und Mycoplasmen als eigene Gruppe herausgestellt haben.

Wertvolle Hilfe habe ich auch von unterschiedlichen unabhängigen Labors erhalten, die durch serologische Befunde meine Diagnosen untermauern.
Eines Tages teilte ich Dr. LVR meine Befürchtungen in Bezug auf die vergleichende Studie zwischen den beiden serologischen Tests mit, die ich durchführen sollte, um dem Urteil des medizinischen Gerichts zu entsprechen.

Er gab zu, dass der IFA Test nicht routinemäßig ausgeführt wird und riet mir, das SAIMR zu kontaktieren, wo ich möglicherweise erfolgreicher sein würde. Aber meine Hoffnung wurde enttäuscht. Daraufhin schrieb ich einen Brief an die Ärztekammer, in dem ich zu erklären versuchte, warum ich mich nicht in der Lage sähe, diese unmögliche Mission durchzuführen.
Der Gerichtsfall zwang mich dazu, in der Tiefe die Beziehungen zwischen Rickettsien und CFS zu studieren.

Die ganze Information, die ich eingesammelt hatte, war weit mehr faszinierend als ich hätte mir träumen lassen. Ich lernte nicht nur etwas über weitere Infektionskrankheiten, sondern auch über weitere Felder der Medizin wie Immunologie, Pharmakologie, Kardiologie, Rheumatologie und Endokrinologie. Ich erfuhr, dass bereits viele erfolgreiche faszinierende Forschungen in wissenschaftlichen Zentren der ganzen Welt gemacht worden waren. Diese stellen oft einen Schritt vorwärts innerhalb der Forschung dar, geraten aber aus den verschiedensten Gründen häufig wieder in Vergessenheit.

Niemand fasst diese wertvollen Ansätze zusammen. Oft werden Forschungsgruppen aufgelöst, ohne dass es Nachfolge gibt. Trotzdem bleiben diese Ergebnisse als Allgemeingut bestehen.
Im Gegensatz zur Schüle von Pasteur gehören die neueren Forschungen eher in dem Bereich der Lebensmittelindustrie und haben dort einen wichtigen Zweck. Wenn ihre Aufgaben erfüllt sind, trennen sich die Forschenden und suchen die nächste offene Stelle.

Es kommt nicht mehr zur Errichtung größerer vertikaler oder horizontaler Forschungsstrukturen, die auf Dauer bestehen können, aber in einem anderen Land mit einer anderen Forschungssprache wird möglicherweise die selbe Studie fortgeführt, mit den selben Ergebnissen abgeschlossen und ebenso vergessen.

Die Wege der Forschung kreuzen sich nur selten. Religiöse und Sprachgrenzen stehen der gemeinsamen Praxis im Weg. Politische Bündnisse verhindern, den möglichen wissenschaftlichen und technischen Fortschritt. Das ist letztendlich auch das Schicksal der meisten der insgesamt 500 französisch sprachigen Publikationen meines Vaters, die dem englischen Wissenschaftler allein aufgrund der Sprachbarriere nicht zugänglich sind. (Anmerkung des Übersetzers: Es wird nicht diskutiert, inwieweit die Probleme des Verständnisses auf historisch gewachsenen Animositäten zwischen frankofonen und englisch sprachigen Wissenschaftlern beruhen!)

Solche Faktoren verfälschen die medizinische Entwicklung und halten die Mediziner in einem babylonischen Turm gefangen, ohne geografische und historische Verbreitungsmöglichkeiten.

Währenddessen versuchen Patienten überall auf der Welt mit ihren Problemen zu Recht zu kommen.
Wenn die Medizin ihnen nicht hilft oder keine Hilfe anbietet, wenden sie sich früher oder später logischerweise an die alternative Medizin.

Der Erfolg den solche Verfahren scheinbar haben führt zu ihrer Ausbreitung und Entwicklung.
Es ist oft kaum möglich zwischen Scharlatanerie und ernsthaften Wissenschaftlern zu unterscheiden.
Aufgrund des Mangels jeglicher Gesetze in diesen „Heilkunstfeldern" ist dem Missbrauch Tor und Tür geöffnet. Als ich ein Kind war, war mein Bild der modernen Medizin noch integer. Keine Frage blieb unbeantwortet und jedes Problem wurde angemessen untersucht. Auf der Universität wurde dieser grundsätzliche Glaube nicht nachhaltig erschüttert, man schritt von einem Jahr zum nächsten fort, immer im Rhythmus einer unerschütterlichen Logik. Nach sieben Jahren erfolgreichen Lernens qualifizierte ich mich zum Doktor der Medizin an der Universität von Louvain, die in Europa zu den bestehen Universitäten des Faches Medizin zählt.
Ich brauchte weitere Jahre, um zu erkennen, dass die Medizin genau so wenig logisch aufgebaut ist, wie das menschliche Wesen. Medizin ist nur Ausdruck der menschlichen Sicht von Krankheiten und wie das Meer mit jeder neuen Welle denselben Strand mit demselben Wasser umwühlt, bleibt es ein Vorgang, der sich außerhalb unserer Kontrolle und unseres Verständnisses abspielt.

Wir sind Teil einer Welt, die wir mit unserem Verstand allein nicht beherrschen können. Um in der Welt zu leben, muss man sich ihrer Irrationalität annähern. Der Mensch, der davon überzeugt ist, dass er nichts zurücklässt von dem, was er hervorbringt, kann nur desillusioniert werden und aufhören seine Produktivität aufrechtzuerhalten. Er wird den Kampf gegen die Schöpfung fortsetzen. Nichtsdestotrotz bedeutet, gegen die Schöpfung zu kämpfen, gegen sich selbst zu kämpfen.

Die Irrationalität wird Überhang nehmen, wenn er sich dafür entscheidet, seinen menschlichen Status zu erhalten.
Wieder muss er erst verloren gehen, bevor er sich selbst erneut finden kann. Ich bin kein philosophisches Genie und habe nicht den Mut eines Sokrates. Statt den Schierlingsbecher zu wählen träume ich in meiner Unschuld von einer wissenschaftlichen Welt, die keine Energie mehr verschwendet und der es gelingt, das Schweigen zu durchbrechen. Eine Welt in der zum Beispiel der 1950 entdeckte Trachoma Erreger und weitere Chlamydien Erreger wegen Ihrer epidemiologischen Bedeutung routinemäßig untersucht werden.

Eine Welt in der das Wiederkehren des Malgaches Fiebers automatisch zur Untersuchung auf die Lyme Krankheit führt. Diese Krankheit hat den Ursprung ihrer Namensgebung zufolge in Amerika, was den Umstand verschleiert, dass sie auf der ganzen Welt verbreitet ist. Neue Grenzen tauchen auf anstatt überwunden zu werden.
Warum wird der Weg den Legag, Giroud, Jadin und viele andere beschritten haben nicht weiter verfolgt?
Die moderne Wissenschaft ist stolz auf ihre neuen Technologien, aber sie vergisst nach den Abkürzungen zu neuen Entdeckungen, auf den Spuren ihrer Vorgänger zu suchen. Sie ist überzeugt, dass die strikte Anwendung der Techniken der einzig angemessene Weg zur sicheren Diagnose ist.

Aber die Erreger, die auf der ganzen Welt Krankheiten verursachen, kennen kein statisches Weltbild. Dort wo Technologie Leben zu definieren sucht, liefert sie das Idealbild einer Mikrobe oder, um es anderes zu sagen, das ID Buch mit den unverwechselbaren Fin-

gerabdrücken dieser Mikrobe. Aber unglücklicherweise setzt das Leben seine ständige Metamorphose fort.
Die möglichen Mutationen, die stattfinden während sich die Experten auf ihrer Arbeit konzentrieren wird vernachlässigt. Technologie kann sich dem Fortschreiten der Mutationen immer nur annähern, sie bleibt aber stets einen Schritt zurück.
Während die Zeit damit verbracht wird, unendliche Diskussionen zu führen, warten oder erholen sich oder sterben die kranken Menschen, die wir auch als Patienten bezeichnen, als ob sie davon überzeugt wären, dass das geduldige Warten zu ihrem Schicksal gehört. Währenddessen sind ihre Ärzte mit akademischen Treffen beschäftigt oder damit Forschung und Technologie zu verfeinern, um den pathologischen Möglichkeiten gerecht zu werden, die unsere vorwärts bewegende Welt bestimmt.

Wenn sie zurückkommen uneins zwischen Konflikten und Harmoniebedürfnis ist es für die Erreger und auch für den betroffenen Patienten schon wieder einen Tag vergangen, wo sie beide die Möglichkeit haben, ihre Gestalt zu verändern oder Ihre Macht auszuweiten. Mit der Ausnahme der Antarktis, wo Erreger einfrieren oder zugrunde gehen, wird diese hässliche Menge nie innehalten, den Kosmos zu zersetzen und durch ihre unersättliche kaleidoskopische Pfeffermühle als Ausdruck ihrer Gefährlichkeit und ihrer Durchsetzungsfähigkeit zu zermahlen.

Niemand weiß darüber Bescheid, niemand sieht was wirklich passiert, also das Ganze geschieht völlig heimlich. Es betrifft gleichermaßen Weiße, Schwarze und Gelbe, die sich in Gefahr befinden zu einem homogenen Staub zu werden. Gleichgültig ob in Panik oder unbewusst.
Die Evolution des Lebens entzieht sich mathematischen Dimensionen. Zwei und Zwei ergibt nur vier wenn keine Mutationen stattfinden, aber Mutationen sind die Grundlage des Lebens.

IV. Über Rickettsien, Para Rickettsien oder andere durch Zeckenbiss übertragene Erkrankungen

In diesem Kapitel erklärt Dr. Jadin, dass Zecken Infektionsträger sind: Die Infektionen mit Rickettsia Prowazeki, Coxiella Burnetti, Rickettsia Mooseri und Rickettsia Connori und mit weiteren Infektionen wie Chlamydien, Babesien und Ehrlichien erfolgen u.a. auch durch Zecken: Hier werden neben den bekannten auch unbekannte Namen von Infektionen erwähnt und wesentliche Aspekte der von Zecken übertragenen Infektionserkrankungen dargestellt.

Man darf nicht die Dinge nach ihrer Größe beurteilen. Die Zecke, so klein wie sie auch sein mag, ist eine echte biologische Bombe, die eine Vielzahl an mächtigen Mikroorganismen, zum Beispiel Spirochäten und andere Parasiten mit sich trägt. Diese Parasiten sind häufig zu strategischen Zwecken isoliert und kultiviert worden. Ein Zeckenweibchen braucht 178 bis 275 Tage – abhängig von der Temperatur – um 100 bis 1000 Eier zu legen. Danach endet ihr Leben. Nymphen haben sechs Beine und so bald diese ausgebrütet sind, beeilen sie sich, ihren Auftrag als Blutsauger zuwege zu bringen.

Sie benutzen jedes natürliche, ihnen zur Verfügung stehende Mittel, um auf einen Wirt zu warten, in dem sie sich festkrallen können. Sie lassen sich dabei von ihrem Instinkt leiten und warten geduldig in einer unvorstellbar großen Welt. Da diese Welt so groß ist und sie von so weit gekommen sind, sind sie erschöpft. Vielleicht hält eine mitleidige Maus auf dem Weg zu einer Wasserstelle kurz inne. Unser Nachbar am gleichen Stockwerk, die Ratte, ist von ihrem üblichen Weg abgewichen, weil sie einige Schalen mit einem duftigen Geruch gefunden hat.

Der Igel wird zur Not auch als Wirt angenommen, er ist ein uneigennütziger Gastgeber dessen Fleisch so zart wie das eines Seevogels Urchin ist. Auch dieser Vogel kann, obwohl er selbst pathologisch unschuldig ist, zu einem neuen Verbreiter werden, nachdem er als Futterquelle gedient hat.

Selbst eine unbewegliche auf eine Fliege wartende Eidechse hat ausreichend Blut, wenn auch kalt, damit eine neue Zeckendynastie ihren Ursprung nehmen kann. Unser Planet ist mehr als wir glauben davon bewohnt. Einige Tage später fallen voll gesaugte Larven zu Boden und beginnen ihre ertragreiche Verdauung. Sie verändern ihr Aussehen: Sie haben nun acht Beine und sind bereit für ihre nächste Rolle, wieder ein unschuldiges Opfer für ihren Hunger nach Blut zu finden, um erneut satt zu Boden zu fallen und sich ein letztes Mal in eine ausgewachsene Zecke zu verwandeln. Sie leben in der Welt als Angehörige einer Liliputaner Armee. Die von ihnen angenommenen Formen dienen dazu, zu garantieren, dass das Königreich der Langeweile für uns mit unseren Gulliver großen Körpern nie von Dauer ist.

Die Langeweile würde uns sehr wohl auf die Dauer zur Verzweifelung treiben, so wie jede menschliche Zivilisation ohne äußere Bedrohung – jede differenzierte Gesellschaft, die nicht von wilden Tieren und bedrohlichen Verhältnissen umgeben ist auf die Dauer zum Untergang verurteilt wäre. Darum brauchen wir uns keine Sorge zu machen.

Was uns übrig bleibt ist allein die Angst vor dem Tod, die einzige Angst, die wir nicht beherrschen, die wir nicht in irgendeiner prähistorischen Galerie einordnen können.
Inmitten dieser perfekt organisierten Welt erscheint er nur umso unzeitgemäß. Wir haben unser ganzes Leben Zeit, um auf den Tod zu warten. Es gibt keine unüberwindlichen Hindernisse, während wir ihn erwarten. Wir haben einfach viel zu viel Muße und zu viel Zeit, um uns Fragen zu stellen. Wir brauchen ein Gegenmittel zu diesem Anachronismus: Drogen. Drogen, um die Langeweile zu füllen, mit vollem Bewusstsein verabreicht, während insgeheim die Landungsabteilung einer neuen Mikrobentruppe schon ein oder bereits einen Überraschungsangriff gestartet hat. Ihr Genie ist ähnlich zu dem von Hieronymus Bosch, einem flämischen Maler des XVI Jahrhunderts mit einem seiner reichsten Themen: Das Weltgericht. Mit ihren Bissen desintegrieren sie uns aus unserem humanen in einen hybriden Status und machen aus uns hermetische We-

sen. Die Haut schwillt an, sie vermehren sich in den Brautschleiern der Haare eines Lebewesens oder in seinem Federkleid oder auch einfach im Staub. Drei Jahre vergehen. Dies ist die Ziellinie, die eine neue Startlinie bedeutet. Im Falle der weiblichen Larven können diese für ein Jahr überleben ohne Essen, Nymphen dagegen für zwei Jahre und erwachsene Zecken haben drei Jahre Zeit. Das Nomadenleben dieser Insekten erlaubt ihnen, jede Erregersorte zu akkumulieren. Während ihrer Wanderung transportiert die Zecke mit sich eine ganze überraschende Welt mit einfachen, unendlich kleinen und anpassungsfähigen Erregern. Diese Erregermischung ist gefährlich und bestimmt unser Schicksal. Außer für Zeckenstiche benutzen Rickettsien und Pararickettsien vielfältige Transportwege und überwiegend „öffentliche. Es gibt nicht nur die Körper dieser kleinen Arthropoden, mit deren Hilfe sie sich vermehren, wie Flöhe, Milben und Läuse, sondern auch noch Amoeben in Wasser und andere Protozoen.

Einige Jahrzehnte hielt man Rickettsien für Viren oder Bakterien. Tatsächlich sind sie weder das eine noch das andere. Sie gehören viel mehr zu einer Gruppe von intrazellulären Erregern mit einer geringen enzymatischen Komponente. Aus diesem Grund müssen sie, um Überleben zu können, das enzymatische System der Zelle in die sie eindringen benutzen. Die Energie des Citratzyklus reicht dafür aus. In dem die Rickettsien die Ribosomen im Zytoplasma benutzen, ernähren sie sich, wachsen und multiplizieren sich in bis zu zweistelligen Raten.

Coxiella Burnetti unterscheidet sich von den anderen Rickettsien Arten, weil sie während des Wachstums und während der Teilung in einer Vakuole eingeschlossen ist. Wenn wir sie im Reagenzglas betrachten, erinnern sie an kleine kurze Stäbchen, die von einer Haut umgeben sind. Unterschiedliche Gruppen zeigen unterschiedliche spezifische Formen. In dieser Familie ist ***Rickettsia Prowazeki*** der einzige Organismus mit Geißeln. In verdünnter, gepufferter Salzlösung sind die isolierten Rickettsien unbeständig. Sie verlieren ihre Stoffwechselfähigkeit und damit die Fähigkeit, die menschlichen Zellen zu befallen, wenn aber Kalium, Zucker und

Serum Albumin dazugegeben werden, dann wächst ihre Reproduktionsfähigkeit in großem Maßstab.
Ärzte, die Patienten mit Rickettsien Infektionen behandeln, sollten das immer berücksichtigen. Rickettsien Infektionen wurden 1909 entdeckt als Ricketts den Erreger des Amerikanischen Felsengebirgsfleckfiebers entdeckte und beschrieb.

Ricketts und auch ein weiterer Wissenschaftler Prowazeki infizierten sich mit Typhus und starben. Chlamydien und Mycoplasmen waren unter der Gruppe der Rickettsien klassifiziert bis vor einigen Jahrzehnten. Das steht so noch heute in russischsprachigen Kompendien. Die Unterschiede in der Klassifizierung sind auf verschiedene Schulen und verschiedene Zeiten zurückzuführen.

Mycoplasmen zeichnen sich aus durch das Fehlen einer typischen Zellwand. Sie sind von einer zytoplasmischen Membrane umgeben, die ihnen einen allomorphischen Aspekt verleiht. Sie sind sehr opportunistische Erreger, die nichts als Staub als Vektor benötigen. Das ist allerdings keine grundsätzliche Spezifität ihrer Gattung. In der Tat hinterlassen Zecken und andere Arthropoden ihren Kot und ihre Eier überall auf der Erde und werden selbst wieder zu Staub. Die am meistens beschriebenen Erregerarten sind: Mycoplasmen fermentis, Mycoplasmen pneumoniae und Mycoplasmen hominis. Ihr Wachstum im Labor erfordert ein reiches Medium mit Proteinen und Sterol. Sie absorbieren eine hohe Konzentration von bis zu 65% Cholesterin in die Zellmembrane.

Was ist die klinische Auswirkung dieses Transfers? Chlamydien waren kürzlich das Objekt intensiver Studien in USA, die eine geografische Erklärung für Ihre Klassifikation zugrunde legen. Sie wurden als eigene unabhängige Erregergruppe beschrieben, die keine Arthropoden benötigt, um auf den Menschen übertragen zu werden. Sie finden sich meistens in einer Vakuole im Zytoplasma der Wirtszelle, wo sie sich fortpflanzen und teilen, bevor sie bei der Zerstörung dieser Zelle wieder freigesetzt werden. Zu ihnen zählen auch die von Paul Giroud entdeckte Chlamydia Trachomatis und die Chlamydiae psittace, die von den südamerikanischen Vögeln

übertragen wird und die Chlamydia Pneumoniae, die besonders die Lungen, Herz, Nerven und das urogenitale System befällt.
Wenn auch Rickettsien Erkrankungen keine führende Rolle mehr in der heutigen Zeit spielen, ist eine klare Klassifikation immer noch nicht gegeben. Die Differenzierung von diesen ähnlichen Erregern, die über ein einheitliches Aktionsmuster und zum Teil über die gleichen Vektoren verfügen, hat allerdings keinen Einfluss auf ihre Reaktion auf dieselbe Behandlung.

Dazu gehören folgende Formen von Rickettsien (R):
R. Prowazeki, R. Quintana, R. Rochalima, R. Mooseri, R. Africa, R. Australis, R. Conori, R. Rickettsii, R. Siberia, R. acari, R. Montana, R. Burnetti, R. Tsutsugamushi, R. Sennetsui, R. Canada, R. Orientalis, R. Bellii, R. Bedsonia, R. Sheila Smith, R. Malish, R. Wilmington, R. rhipicephali, R. Pisci, R. Texiana, R. japonica, R. Japonica, R. Heilonlg –jiangi, Israeli tick Thyphus R., R. aeschlimannii, R. Helvetica, R. honei, R. japonica, R. massiliae,
R. mongolotimonae, R. parkeri, R. slowaka, R. sp. A-167, R sp Bar 29, R.sp.BJ-90, R-sp DaE100R, R.sp. DnS14, R.DnS28, R FuJ98, R.HL93, RHLJ-054, R.sp.IRS4, R.sp. IRS3, R.sp.Rp A 4, R.sp. cooleyi, R. felis, R. moreli, R. peacockii, R.sp. 'Digas, und Belikow 1999, R.sp. La Copita, R. sp. Midichlorii, R. sp. IrR/Munich, R.sp. MOAa, R. sp. PAR (pea aphid Rickettsia), R. sp. WB-8.2, male-killing Rickettsia from Adalia bipunctata, male-killing Rickettsia from Adalia decempunctata, papaya buncky top disease, R. ., R. amblyommii, R. bellii, Coxiella Burnetti,

Damit sie bösartig werden können, müssen die Erreger zeitweise Partnerschaften bilden, um ihre unvollkommene Fähigkeiten auszugleichen und zum Leidwesen ihres Wirtes beizutragen. Allein können sie nur kleinere, vorübergehend auftretende Probleme bei ihren Opfern auslösen, und natürlich würde unser Immunsystem auch nicht beim ersten Angriff zusammenbrechen. Die Produktion eines geklonten Antikörpers ist für das Immunsystem gewöhnlich relativ einfach. Komplikationen entstehen erst, wenn verschiedene Antigene zugleich angreifen. Deshalb ist es auch selten der Fall, dass ein Patient nur an einer einzigen Infektion leidet.

Ich möchte keine Verwirrung stiften, wenn ich davon spreche, jeden einzelnen Fall wie durch ein Prisma zu betrachten.
Derselbe Erreger oder die gleiche Erregerassoziierung kann ganz unterschiedliche Krankheitsbilder verursachen.
Zugleich können aber verschiedene Erreger das gleiche Krankheitsbild hervorrufen.
Dieser Ariadnefaden ist immer hilfreich, wenn man das Labyrinth dieser heftigen Pathologien betreten muss.
So hat die Lyme - Krankheit gemeinsame Aspekte mit den Rickettsien Erkrankungen, da die Vektoren dieselben sind und auch die Symptome sich ähneln und ebenso auch die Behandlung. Aber wie schon vorher erwähnt, ist der Erreger eine Spirochäte, Borrelia Burgdoferi, die 1975 in Connecticut beschrieben wurde. Ihre Entdeckung hatte eine Massenpsychose zur Folge mit einer geradezu apokalyptischen Panik vor Zeckenbissen.

Zum Beispiel wurde Kindern verboten, im Freien zu spielen, Telefongesellschaften richteten in verschiedenen amerikanischen Staaten 24 Stunden Notrufe ein. Bis heute lösen Zecken in Amerika Angst und Schrecken aus. Jedes Auftauchen von Zecken wird als medizinischer Notfall betrachtet. Bezeichnenderweise ist das für den Rest der Welt anders.

Es kann nicht oft genug wiederholt werden, dass es unmöglich ist, **Drury** zu ignorieren mit seiner Borrelia Duttoni, wenn man sich mit Rückfallfieber beschäftigt.

Borrelia Duttoni wird von Zecken übertragen, und die Erkrankung sieht aus wie eine Rickettsien Infektion. Chronische Erschöpfung einhergehend mit neurologischen und rheumatischen Symptomen. Der Juckreiz der Haut an der Bissstelle wird als Erythema Migrans beschrieben. Das Aussehen dieser Wanderröte kann sehr stark variieren und sogar den schwarzen Flecken wie beim amerikanischen Felsengebirgsfleckfieber oder beim mediterranen Felsengebirgsfleckfieber gleichen.
Erythema Migrans oder diese schwarzen Flecken sowie der Zeckenbiss werden in der Geschichte der Krankheit selten erwähnt.

Borrelia Hermsii und Borrelia Turicatae sind Erreger des durch Zecken übertragenen Rückfallfiebers.
Eine kleine und anschmiegsame Zeckenart der Gattung Ornithodorus, die nur in der Nacht saugt, ist der Transmitter dieser Spirochäten. Wie die anderen Zecken auch, hinterlassen sie chemische Substanzen auf der Haut ihrer Wirte, die aus einem Gerinnungs- und einem Antischmerzmittel bestehen, um das Gewebe zu verwirren.

Dies ist eine nette Geste der Natur. Unabhängig von der Lyme Krankheit, Rickettsien und Pararickettsien (Chlamydien und Mycoplasmen), können Zecken auch viele andere Infektionen verursachen. Darunter sind Babesien zu erwähnen, die von Protozoen verursacht werden, Piroplasma Babesia Microti, die die roten Zellen kolonisiert und eine sehr zu Malaria ähnliche Krankheit verursacht. Diese tritt zusammen mit Rickettsien Infektionen und Lyme Krankheit und ist sehr häufig bei Patienten zu finden, die eine Milzentfernung hatten. Aus diesem Grund wird die Krankheit einen langen und schweren Verlauf nehmen, und die Behandlung wird ineffizient sein.

Ehrlichiosen werden häufig als Rickettsien betrachtet und sind Parasiten, die Menschen, Fische, Hunde und Pferde befallen. In den letzten Zeiten manifestiert sich die Krankheit als eine Malabsorption des Darms. Die Erreger gehen in die weißen Zellen und verursachen eine Leukopenie und eine Thrombocytopenia sowie auch Leberanomalien. **Ehrlichia Platis** mit Ursprung im Hund kam aus Afrika und wurde in USA im Jahre 1978 isoliert. In Australien wurde sie zum ersten Mal 2001 nachgewiesen. Dies ist, einigen Wissenschaftlern zu verdanken, die nach dem Zyklus einer Verwandten der Ehrlichia Rickettsii gesucht hatten. Das auch in Frankreich und Belgien beschriebene **Colorado Zeckenfieber** ist eine virale Erkrankung, die durch den Colto Virus verursacht wird. Eine andere virale durch Zecken übertragene Erkrankung ist die **Powassan Encephalitis**. Die Überlebenden dieser Erkrankung werden unter irreversiblen neurologischen Symptomen leiden. **Diese beiden Krankheiten können auch durch Bluttransfusionen übertragen werden.** Tularemia, deren Agent die Francisella Tulrarensis ist, kann von einer Zecke oder durch Hautkontakt mit einem infizierten Tier übertragen werden. Diese Krankheit wird bei Kaninchenzüchtern und Jägern angetroffen. Die Krankheit fängt an mit geschwollenen Lymphknoten mit Abszessen, kompliziert durch Fistelnbildung. Diese Fisteln, die normalerweise spontan erscheinen, sind häufiger die Konsequenz von chirurgischen Untersuchungen. Andere Symptome inklusive des Fiebers, Kopfschmerzen, Darmschmerzen und letztendlich Erschöpfung.

Zeckenlähmung ist die einzige Krankheit, die ohne Vektoren übertragen wird, sondern direkt durch eine Neurotoxin, die in den Speicheldrüsen im Mund der Zecke produziert wird. Auf diesem Weg können Opfer davon gelähmt sein und unter Muskelschwäche leiden oder auch sterben. Diese Infektionsagenten sind vielfältig in der Anzahl und in der Morphologie. Nichtsdestotrotz sind die von ihnen produzierten Symptome ähnlich. Die meisten von diesen Agenten sind schwierig im Labor zu isolieren. Es reicht nicht, mit der verstellbaren Linse eines Mikroskops zu spielen, um das in unseren Gefäßen wimmelnde Leben zu identifizieren. Es wäre viel einfacher, wenn die Erreger sich mehr ähneln würden oder wenn wir ihr Aussehen auf unserer Netzhaut und in unserem Gehirn abspeichern könnten. Wenn das auf unsere pathologische Monster angewandt werden könnte, könnte ein rein auf dem morphologischen Gebiet spezialisierte Techniker konsultiert werden und wäre dann in der Lage, eine Diagnose herzustellen. Ohne Neugier gibt es keine Betrachtung. Ohne Betrachtung gibt es keine Erkenntnis über Diskrepanzen. „Die Gabe der genauen Betrachtung ist uns mit den Augen gegeben“, wie es Mallarme’ ausdrückte.
Eine seltene Gabe, häufig schlecht angesehen und oft als Neugier missverstanden. Unglücklicherweise wird letztere häufig als typisch weibliches Fehlverhalten betrachtet, vor dem man sich tunlichst hüten soll. Das gilt besonders für Ärzte!!

The South African Institute
for Medical Research

Hospital Street
PO Box 1038
JOHANNESBURG 2000
South Africa

Telephone 725-0511
Telex 4-22211 Telegrams BACTERIA

Die Suid-Afrikaanse Instituut
vir Mediese Navorsing

Hospitaalstraat
Posbus 1038
JOHANNESBURG 2000
Suid-Afrika

Telefoon 725-0511
Teleks 4-22211 Telegramme BACTERIA

20 november 1986

Dear Professor Jadin

We understand that you will soon pass an important milestone in your life - the 80th anniversary of your birthday so to begin We wish you a very Happy Birthday and Many Happy Returns of the Day.

We first met in South Africa during world war 2 and again in Leopoldville and Brazzaville at the WHO Conference on Rickettsial Diseases in which you took a leading part. We heard about the red fever of the Congo and savannah typhus as well as about rickettsial and chlamydial diseases It was clear that you were making fundamental contributions to our knowledge of tropical diseases and have continued to do so ever since

It is my privilege to express on behalf of your South African friends our gratitude for a lifetime in the service of mankind devoted especially to the welfare of the peoples who live in tropical Africa

We salute you - one of the pioneers of Tropical Medicine in this century

With appreciation and admiration

Yours sincerely

James Gear

Eine Seite aus dem Buch Horizons 80.
Prof. Gear - beim südafrikanischen Institut für medizinische Forschung tätig - hatte meinem Vater kurz vor seinem achtzigsten Geburtstag dieses Buch gewidmet.

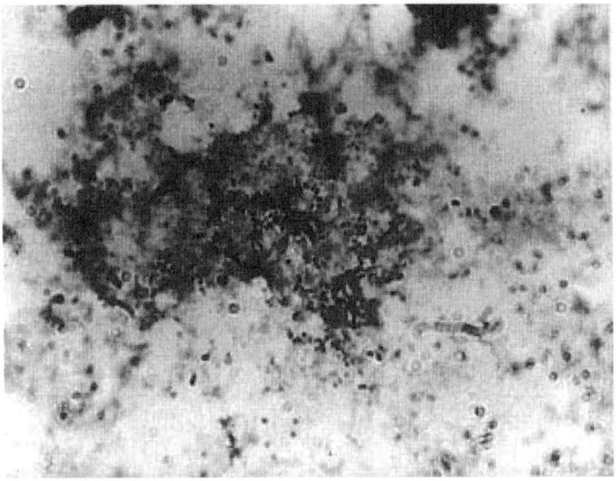

Ein Bild des Mikro Agglutinationstests.

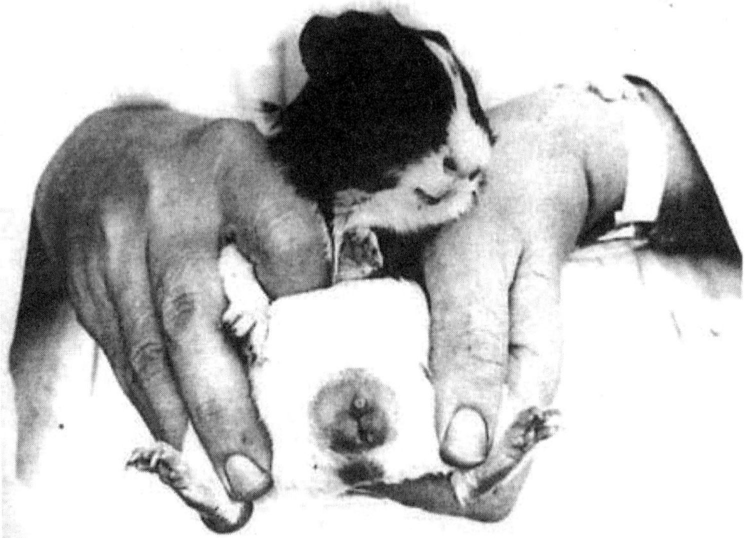

Ein Meerchweinchen mit entzündeten Testikeln, nachdem sie diese mit Rickettsien kontaminiert wurden.

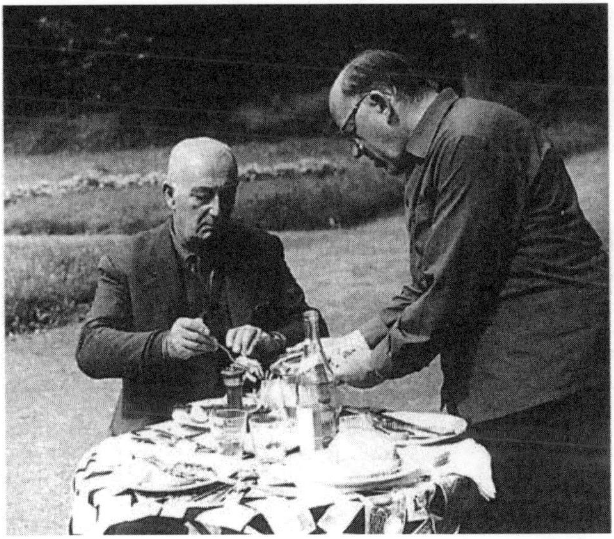

Prof. Paul Giroud und mein Vater Prof. Jean Baptiste Jadin

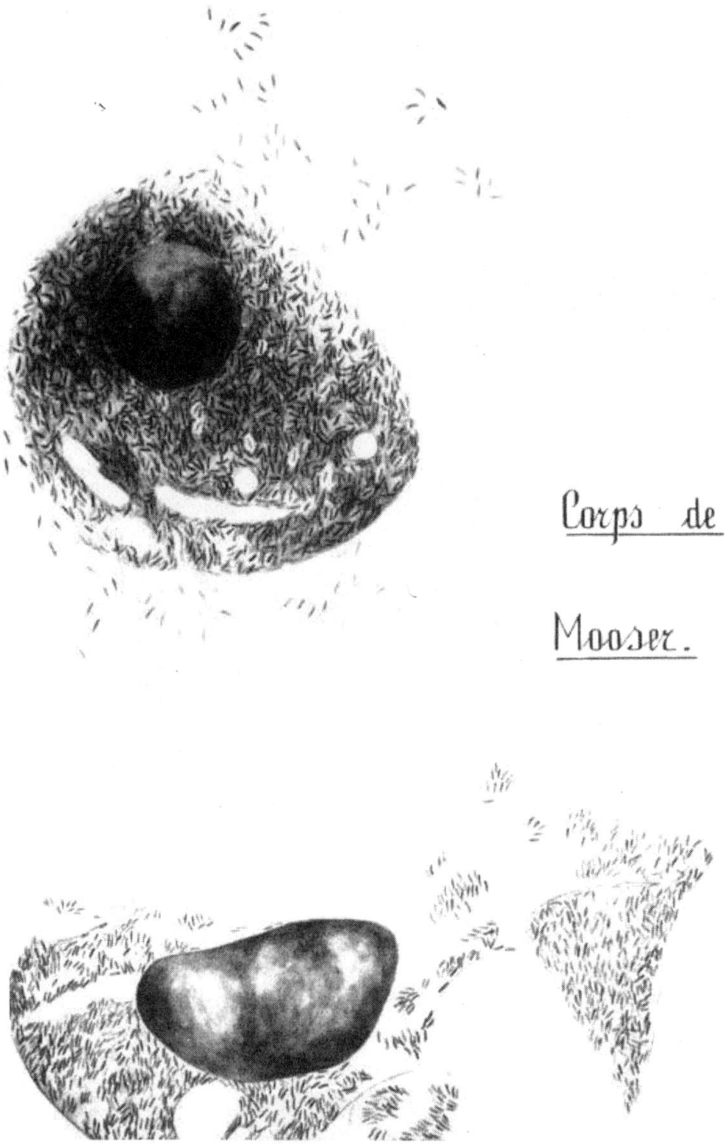

Mooseri's Kleinkörperchen (Rickettsien) gesehen aus einem Vagina-abstrich eines Meerchweinchens

V. Die Übertragung intrazellulärer Mikroorganismen

In diesem Kapitel erklärt Dr. Jadin wie die Übertragung von Infektionen durch Vektoren stattfindet.
Anhand von Beispielen aus der Natur erklärt sie dieses Phänomen und anhand von Patientengeschichten stellt sie klar, welche Auswirkung die aus verschiedenen Wegen stattgefundene Infektionsübertragung haben kann.

Zecken haben die Menschheit schon lange fasziniert. Erste Beschreibungen finden sich schon in den frühesten Überlieferungen. Im ersten Jahrhundert nach Christus schrieb Plinius der Jüngere „ Zecken vergraben Ihre Köpfe im Fleisch, um das Blut von dem sie sich ernähren zu saugen. Er war der Meinung, „dass die Zecke das einzige Tier ist, das keine Darmöffnung besitzt, um sich zu entleeren. Deswegen stirbt sie, wenn sie vollgesogen vom Wirt auf den Boden fällt. Es ist zwar wahr, dass sich die vollgesaugte Zecke zu Boden fallen lässt, aber es ist nur ein Stadium ihrer Entwicklung. Sie lebt weiter und vollzieht diesen Sturz, um sich erneut zu verwandeln. Sie ist nun stärker als jemals zuvor. Ihr Darmausgang ist groß genug, um eine Pipette einzuführen. Das Gewicht der weiblichen Zecke kann sich auf das Zweihundertfache erhöhen, wenn sie vollgesaugt ist. Diese erstaunliche Ausdehnung ist möglich, weil ihr Körper kaum Chitin enthält. Der Magen der Zecke besteht aus verschiedenen Säcken, die ihr erlauben, gigantische Mengen Blut aufzunehmen. Der Vorgang des Saugens kann von 3 Tagen bis zu 6 Wochen dauern, ja, es kann sogar mehrere Jahre dauern, wenn es dem Parasiten gelingt, sich in eine natürliche Körperöffnung einzunisten. Die Zecke besitzt weder Ohren, noch Augen, noch Stimmorgane. Sie ist aber in der Lage, Körperwärme oder das Blut von Mensch und Tier zu riechen, das ist alles, was sie braucht.

Dieses erstaunliche Lebewesen erscheint unbeholfen, ist aber perfekt darauf eingerichtet, uns unerkannt aus hohem Gras, von einem Zweig herunter, oder von der bloßen Erde aus anzufallen und einen ganzen Sack von Unannehmlichkeiten über uns auszuschütten. In dem Moment, wo sie die warmfeuchte Hautoberfläche erreicht, werden ihre zuvor tauben Beine aktiv, und die Speichelbildung wird angeregt. Sie bohrt ihren Saugrüssel dort in die Haut, wo sie besonders weich ist, besonders in warme und geschützte Stellen hinter den Ohren, im Haar, in der Armbeuge, unter den Achseln und selbst an Vulva und Penis.

Wie bereits erwähnt, enthält der Speichel der Arthropoden hautberuhigende und gerinnungshemmende Stoffe und zugleich einen ganzen Cocktail an immunsuppressiven Stoffen. Im Verhältnis von Mensch und Zecke gibt es noch viele offene Fragen: Leiden chronische Zeckenopfer an einem Hautdefekt oder besitzt ihre Haut bessere Rezeptoren für die Eiweißstoffe im Speichel der Parasiten? Warum gibt es keine Multiple Sklerose bei einzelnen afrikanischen Stämmen, warum erkranken einige Völker an Zeckenbissfieber und andere nicht? Wird die Immunität über Generationen hin vererbt?

Diese winzigen Organismen, die sich in so gewaltiger Weise ausdehnen können verlangen ihrem Opfer erstaunliche Mengen Blut ab, wenn man ihnen genug Zeit dazu lässt.
Eine durchschnittliche Kuh kann bis zu 100 Liter Blut im Jahr durch Zecken verlieren. Im Krüger National Park wurden auf einem einzigen Tier 30.000 Zecken gezählt. Die Zecke revanchiert sich für jedes Mahl, in dem sie die Saat der Krankheit hinterlässt.

Diese Erreger erhalten so die Möglichkeit, sich auf das Beste im Körper des Opfers einzurichten.
Das Zerstörungswerk der Zecken wird noch durch weitere blutsaugende Tiere vermehrt. Flöhe, Läuse, Milben und andere Askariden, die sich auf dieselbe Weise ernähren und die von der menschlichen Ahnungslosigkeit profitieren.
Zu diesen Geschöpfen zählt auch die winzige Askaride, die Skabies überträgt. Die Laus, die sich einmal infiziert hat, bleibt ihr Leben lang gefährlich, Und gibt noch einen großen Teil ihres Infektionspotentials an ihrem Nachwuchs weiter. Die Spirochäten finden sich nur in den Eiern. Die ausgewachsenen Formen der Läuse stecken sich erneut auf ihrem Lebensweg an.

Bei Zecken kann man dagegen die Übertragung der Rickettsien über die Eier beobachten (Giroud et all.). Der vermehrte Einsatz von Insektiziden hat die Anzahl der Zecken vertilgenden und Insekten fressenden Vögeln verringert. Dadurch hat sich die Anzahl von Rickettsien Reservoirs erhöht und ihre Population verstärkt. Rickettsien sind auf dem Vormarsch.

In der nächsten Gruppe der Überträger finden sich frische oder trockene Absonderungen von blutsaugenden Insekten, die pathogen sind. Aber auch Fliegen und einige Mosquitos können Vektoren sein. Die Übertragungswege für diese Gruppe erstrecken sich auch auf Atmung, Verdauung und Augenschleimhäute. In dem sie Haustiere oder Jagdtiere mit Rickettsien, Chlamydien und Mykoplasmen infizieren, werden die Erreger sowohl auf den Menschen als auch auf andere Tiere übertragen, die wiederum durch ihr Fleisch oder ihre Milch die Infektion an den Menschen weitergeben.

Nehmen wir als Beispiel für eine Übertragung über Augen und Atemwege eine Ziege, die im Freien wirft. Die Ziege ist der Träger von Zecken und Flöhen und hinterlässt ihre Nachgeburt.
Die Nachgeburt trocknet in der Sonne und wird durch Wind und Sonne zu Staub getrocknet. Dieser Staub kann über die Atemwege aufgenommen werden oder über die Augen eines Vorübergehenden. Wenn der Vorübergehende seinen Mund weit genug geöffnet hat, ist der Weg zu seinem Verdauungssystem offen. Wenn er seinen Hund dabei hat, wird dieser vielleicht einige getrocknete Reste der Nachgeburt fressen. Nach dcr Verdauung ist die Quelle für Rickettsien erneut gegeben.
Diese völlig anonyme Übertragungsweise berührt nahezu alle Vierfüßer, besonders Pflanzenfresser, die oft zu Trägern von Rickettsien oder Para Rickettsien werden.

Das macht jede Diskussion zunichte, wenn das Nicht- Vorhandensein eines Zecken- oder eines anderen Tierbisses bei einem Patienten mit eindeutigen Krankheitssymptomen auftritt. Dazu zwei Beispiele: Ein Rechtsanwalt ohne jeden Kontakt zur Natur, er hat nie eine lebendige Ratte gesehen, das Nagetier hat ja auch gar kein

Interesse an einer Begegnung, es hat nur Interesse an Lebensmittelresten. Auf dem Küchentisch oder an der Tür einer Metro hinterlässt das Tier ungesehen Exkremente oder Körperschuppen, die oft unsichtbar sind aber krankheitserregend durch Hautkontakt, Augen, Atmung oder Verdauungswege. Ein umtriebiger Geschäftsmann vertreibt sich seine Freizeit mit dem Golfspiel. Der Golfplatz ist schön und in superperfekter Qualität, was Gartenarchitektur anbelangt und ist optimal gepflegt.

Wer weiß schon, dass das Gelände einst eine Viehweide war und grasendes Vieh ein gesuchtes Ziel von Myriaden von Zecken ist, deren vielfältige Erreger über den Kot der Rinder hier verbreitet wurden.

Man riecht davon nichts mehr, aber der Boden ist immer noch kontaminiert. Vielleicht wird der Golfplatz sogar mit frischen Düngemitteln und chemischen Wachstumsanregern behandelt. Eins kommt zum anderen. Der Geschäftsmann genießt es, die anscheinend frische Luft einzuatmen, doch plötzlich wurde er ernsthaft krank. Nachdem er ohne Ergebnis einen Internisten aufgesucht hatte, kam er zu mir und beschrieb seine unbehandelbare Erschöpfung. Eines Morgens, als er sich zwang, seine Karriere trotz seines Unwohlseins fortzusetzen, wurde er beim Aussteigen aus seinem Auto von einem Schwertransport angefahren.

Ich konnte mir keinen Reim machen, auf die Ergebnisse seiner Bluttests, die extrem positiv waren.

Ein erfahrener Freilandcamper ist sich der Gefahr, die Zecken bilden, eher bewusst und verhält sich dementsprechend.

Dasselbe gilt für einen umsichtigen Fahrradreisenden. sie verwenden gut erprobte Sprühprodukte und nachts bedienen sie sich Desinfektionsmitteln, um die wenigen übrig gebliebenen Zecken abzuwehren. Deshalb haben die Parasiten kaum Zeit, sie mit Zeckenbissfieber anzustecken. Beide verstehen nicht, wie sie trotzdem zum Opfer einer voranschreitenden Erschöpfung werden können.

Im Wartezimmer meiner Praxis sehe ich den stämmigen Mann zum ersten Mal. Seine tiefe einnehmende Stimme vereinbart mit der

Sprechstundenhilfe einen Termin, den er seiner Frau zuliebe wahrnimmt.
In letzter Zeit hat sie sich beschwert, dass es schwer geworden wäre mit ihm zusammen zu leben und er zunehmend depressiv wirke. „In der Tat habe ich gute Gründe depressiv zu sein. Meine Nächte sind zu kurz und meine Tage zu voll, „ erzählt er.
„Ich bin ein Pastor und habe vier Kinder zu versorgen. Dazu kommt noch meine Schlaflosigkeit". Ich höre noch sein herzliches Lachen und das Kaugeräusch als er ein Stück Bilton aus einem offenen Paket verzehrt. Das ist meine Droge, sagt er lächelnd. Ich habe das Gefühl, ich kann nicht mehr aufhören, es zu essen, um meine Energie aufrechtzuerhalten." Bilton" oder „Jerkey" ist ein getrocknetes und gewürztes Frischfleischprodukt und eine südafrikanische Spezialität, die auch in wohlhabenden Kreisen in Südafrika gerne gegessen wird.

Aufmerksame Mütter geben es ihren Kindern, um sie von Milchtrinken zu entwöhnen und als Hilfe für die Bildung von Zähnen. Ein anderer Patient, Familienmensch und guter Freund, ist schon auf dem Weg der Besserung. Er erkrankte während einer Ferienreise in Brasilien. Nach einem Jahr Behandlung hat sich sein Gesundheitszustand deutlich gebessert. Aber dann fühlen sich seine Hände wieder taub an, was für ihn als Bildhauer besonders deprimierend ist. Um sich fit zu halten, reitet er viel mit seinem Pferd in der ländlichen Umgebung von Brüssel. Er verbringt ein Großteil seiner Freizeit mit diesem Hobby und reinfiziert sich dabei ständig.

Eine junge Frau hat eine Marktnische kommerziell genutzt, indem sie Zebrafelle aus Südafrika in die USA importiert. Trotz ihrer ständigen Erschöpfung und ihrer chronischen Kopfschmerzen lässt sie es sich nicht nehmen, jedes einzelne Fell genau zu untersuchen. Auf dieser Art und Weise hat sie täglich Kontakt mit frischer Haut, mit Floheiern und Zeckenexkrementen.

Eine andere Patientin wird jedes Mal rückfällig, wenn sie Kunsthandwerk aus dem Kongo auspackt- Tierfelle und Pflanzenfasern sind staubig und mit diesem Staub atmet sie die Erreger ein.

Ein Ökologieprofessor hält sich viel in Wald und Feld auf. Er leidet unter wiederkehrenden Herzschmerzen, die ihn jedes Mal zu Tode erschöpfen. Der brillante Denker leidet zunehmend unter Konzentrationsstörungen.
Alles was verschiedene medizinische Koryphäen bisher feststellen konnten, waren leicht erhöhte Blutsenkungswerke und eine kaum wahrnehmbare Armut an weißen Blutkörpern.
Eine Diagnose auf „Depression" wurde vorsichtig in Erwägung gezogen und zu medikamentöser Behandlung geraten.
Seine Frau ahnte jedoch, dass die nächtlichen Schweißausbrüche eine andere Ursache hatten und sie kam zusammen mit ihm in meine Sprechstunde. Nach Monaten und schließlich Jahren antibiotischer Therapie wird er langsam wieder er selbst.

Aufgrund seines Berufes wird er sein Leben lang wieder behandelt werden müssen, nachdem er immer wieder Zecken von der Arbeit mit nach Hause bringt. Das Gleiche gilt für seine Tochter, weil sie seine Leidenschaft für die Strauchsteppe und seine Angewohnheit geerbt hat, sich immer wieder von infizierten Zecken beißen zu lassen. Bei jedem Besuch fragt er, wie oft muss ich mich noch behandeln lassen. Für diese logische Meisterleistung ist er in meiner Praxis berüchtigt.

Ein anderer Mann ist stolzer Besitzer einer Krokodilfarm, der gerne mehr Energie für seine Arbeit hätte. Er kann sich nicht vorstellen, dass seine Lebensaufgabe ihn ständig in Kontakt mit besonders starken Trägern von Chlamydien bringt und dass genau darin die Ursache seiner Sorgen besteht. Dabei lebt er in täglichem unmittelbarem Kontakt mit den Krokodilen, überwacht deren Fortpflanzung, behandelt ihre Wunden und Erkrankungen selbst und schlachtet sie auch eigenhändig bei 35° Celsius Außentemperatur und 100% Luftfeuchtigkeit.

Um ihrer Mutter einen Gefallen zu tun, konsultiert mich eine junge Dame, die ich schon einmal mit großem Erfolg behandelt hatte. Sie hatte große Krätzenarben, die für einige Monate allen Behandlungen einer ganzen Anzahl von Dermatologen widerstanden. Es gab nichts Auffälliges in ihrer Krankheitsgeschichte, bis auf eine Hautverletzung, die sie sich ein halbes Jahr zuvor zugezogen hatte und die ohne Erfolg als Ekzem behandelt worden war. Die erfolgte Hautbiopsie erwies, dass es sich um eine Hautkrankheit, die durch Krätzmilben verursacht wird handelte, die oft auch Rickettsien übertragen können.

In der medizinischen Fachliteratur wird für solche Erkrankungen immer noch Armut und mangelnde Hygiene verantwortlich gemacht. Ein Fünfzigjähriger suchte mich auf, weil man ihm erzählt hatte, ich sei Expertin für Chronische Schmerzen. Seine rechte Hüfte machte ihn Tag und Nacht verrückt, obwohl er schon drei künstliche Hüftgelenke nach schlimmen Stürzen ersetzt bekommen hatte. „Warum sind Sie überhaupt gefallen", fragte ich ihn. „Deswegen bin ich nicht hier", herrschte er mich an.
„Ich stürze schon seit Jahren regelmäßig und das wird immer schlimmer. Seit meinem 20. Lebensjahr leide ich unter MS. Meinen Gleichgewichtssinn verlor ich nach einem Zeckenbiss, der noch Jahre später schmerzte."

Die Ehefrau eines 50 Jährigen versteht ihren Mann nicht mehr. Nachdem er bei einer Londonreise von einer Ratte gebissen worden war, hatte er plötzlich sein Gedächtnis verloren.
Die Wunde an seinem Knöchel ist zwar längst wieder geheilt, aber die Namen seiner Kinder hat er vergessen. Er vergaß auch, den Herd auszuschalten und ließ seine Zigaretten brennen, ohne sie zu rauchen.
Seine Bluttests ergaben hohe Raten von Antikörpern gegen drei Rickettsien- und zwei Chlamydien Antigene. Zugleich waren seine Autoimmunfaktoren erhöht und die Zahl seiner weißen Blutkörper gesenkt. Nach einigen Monaten Behandlung starb er an einem Herzversagen, ohne sein Gedächtnis wiedergefunden zu haben.
Für seine Angehörigen galt er als Alzheimer Patient. Die Ursprünge dieser Krankheit sind bis heute nicht klar.

Ein Konzertpianist geht niemals an der frischen Luft spazieren, und er mag keine Tiere. Ja sie ekeln ihn sogar an. Seine einzige Leidenschaft ist das Klavier. Seit wann ist er so depressiv? Alles geht gut voran. Er hat erfolgreiche Konzerte und gelehrige Schüler. Das einzige was ihn stört ist das rechte Pedal an seinem Klavier. Es ist schwergängig aufgrund von Staub im Gehäuse.

Hinter vorgehaltener Hand flüstert er mir zu: „Das kommt vom Rattendreck."

Eine attraktive, gebildete und fürsorgliche Hausfrau macht sich Sorgen um die Veränderung ihrer drei Kinder. Ihr Ehemann, ein beliebter Direktor einer Johannesburger Privatschule, steht kurz davor, seinen Beruf aufzugeben, um sich um die unglaublichen Missgeschicke seiner Familie zu kümmern.
Eine der beiden Töchter, obwohl vielversprechender als ihre Schwester, ist in ihren schulischen Leistungen eingebrochen. „Das ist ganz normal. Alle Schüler zeigen von Zeit zu Zeit schwankende Leistungen," versucht ein angesprochener Lehrer zu erklären. Gerade bei Geschwistern ist oft ein Teil gerade im Aufschwung während der andere in einem Tief befindet. Das junge Mädchen klagt aber auch über Kopfschmerzen und bricht eines Tages nach der Schule völlig zusammen.
Sie ist nicht mehr in der Lage, das Bett zu verlassen und spricht nicht einmal mehr mit ihrer Schwester.
„Manchmal treten Pubertätsprobleme als Krankheiten auf", sagt eine verständnisvolle und ermunternde Lehrerin.
„Vielleicht achtet sie nicht genug auf ihre innere Stimme und fühlt sich von ihrer Schwester, die extrovertierter ist, zurückgesetzt."
Ein hinzugezogener Psychiater bestätigt diese Theorie. Er hält die Situation nicht für gravierend, aber eine medikamentöse Behandlung für angeraten. Einige Monate vergehen, alle warten geduldig auf eine Besserung, die nicht eintritt. Der Zustand verschlimmert sich noch. Sie muss die Schule verlassen. Das Mädchen beginnt seltsame Zeichen mit den Fingern darzustellen, die sich wie von einem unsichtbaren Faden geführt bewegen. Ihre Lippen bewegen sich unaufhörlich, ohne, dass sie spricht. Wenn jemand nach den Gründen fragt, verschließt sie sich in ihrem Zimmer. Sie hat Wutausbrüche, sie, die immer die schüchternere der Schwestern war.

Der Psychiater, bei dem die erschrockenen Eltern Rat suchen, äußert den Verdacht auf Schizophrenie. Das klingt den Eltern wie ein Todesurteil in den Ohren. Das Haus wird zu einem Trauerhaus, die Schwestern streiten nur noch untereinander und auch mit ihrem älteren Bruder.

Zwei Jahre später wird das zweite Mädchen auffällig. Es ist schon schlimm genug, wenn ein Familienmitglied verrückt ist. Darum kümmern sich alle. Aber sie steht alleine da. Die Eltern merken erst etwas, als Schulbeschwerden eintreffen.
Niemand kann mit den immer häufiger auftretenden Wutanfällen zurechtkommen. Außerdem spricht sie unzusammenhängend. Wieder wird der Psychiater eingeschaltet. Wieder wird dieselbe Diagnose gefällt und dieselbe Behandlung.

Die Eltern werden ins Verhör genommen, um den mentalen Status der Familie zu ergründen. Aber was sollen sie auch zugeben? Es gab keine Abnormalitäten in der Linie der Mutter. Also muss es in der Linie des Ehemannes liegen, aber auch dort gibt es keine Auffälligkeiten. Der Psychiater ist nicht überzeugt. Schizophrenie galt schon immer als genetischer Defekt. Die Forschung steht angeblich kurz davor, diese Hypothese belegen zu können. Der ältere Bruder erträgt die Diskussionen der Eltern nicht mehr. Er erträgt den Zustand seiner Schwestern nicht mehr, ist erschöpft und depressiv. Er hat das Gefühl, er muss so schnell wie möglich verschwinden und nimmt einen Job in Australien an, wo ein Cousin von ihm lebt. Es ist die goldene Chance, die er nur ergreifen muss.

Auf einem anderen Kontinent neu beginnen. Endlich. Wenn er nur nicht so erschöpft wäre. Er denkt sich, dass es vielleicht an seinem ausgedehnten Konsum von Aspirin liegen könnte, das er für seine ständigen Kopfschmerzen braucht.
Was ist die Ursache und was ist der Name der Krankheit, die Kopfschmerzen und geistige Verwirrtheit verursacht, über die man schon gelesen hat, die schon vor einigen Zeiten erschien in einer entlegenen Publikation, die kaum jemand liest. Können sich Genetiker erlauben, Umwelteinflüsse in solchem Maße zu vernachlässigen?

Der Chirurg erklärt mit fachlicher Überzeugung, dass er noch nie eine Rickettsie unter seinem Skalpell gefunden hat.
Warum wird dann diese Familie weiter heimgesucht? Das ist für viele Betroffene unerklärlich. Die meisten versuchen, ihr Leben so gut wie möglich weiter zu leben und mit den Beschwerden allein zu recht zu kommen. Den einen oder anderen trifft man wieder auf der Suche nach medizinischen oder ernährungs-wissenschaftlichen oder gar religiösen Begründungen für ihren Zustand. Viele von ihnen verändern ihre ganze Lebensweise. Aber was sie auch tun, nichts hilft. Früher oder später geben die meisten auf und kapseln sich in ihr Schicksal ein.

Dabei ist diese Krankheit ein Fluch. Einige sterben oder werden verrückt. Andere, wie ich selbst versuchen, die Existenz der Krankheit zu ergründen und werden deswegen angeprangert. Dabei liegt die Lösung eigentlich auf der Hand: Wenn wir in unserer eigenen Umgebung Ausschau halten würden, könnten wir eine hohe Anzahl an Umwelt verursachten Erkrankungen feststellen.

Eine Forschungsgruppe, die ein biologisches Screening aller Patienten mit vergleichbaren Symptomen herstellt, würde zu dem Ergebnis kommen, dass für alle infektiöse Ursachen gelten. Symptome von denen viele bisher vermuteten, sie seien erblich.
Diese Erkenntnis könnte zu effizienteren und vielfältig anwendbaren Therapien führen, so dass Krankheiten in ihrer Ausdehnung eingeschränkt werden könnte.
All diese chronischen unbehandelbaren, leidenden Menschen müssten nicht länger am Tropf der Krankenversicherung hängen oder dem Sozialsystem zu Last fallen, sondern könnten wieder zu produktiven und zufriedenen Gliedern der Gesellschaft werden.
Das wäre allein unter ökonomischen Gesichtspunkten ein unermesslicher Fortschritt.

Zunächst müsste man allerdings Bedingungen der Krankenversicherungen verändern. Alle Fragebögen enthalten Fragen zur Krankheitsgeschichte in der Familienhistorie, dies unternehmen die Krankenkassen, um Risikopatienten auszusortieren, deren Vorfah-

ren womöglich Multiple Sklerose, Herzinfarkt, Parkinson, nervöse Depressionen, Rheuma- und Autoimmunkrankheiten hatten.
Wer stellte eigentlich die These auf, dass solche Krankheiten eher vererbt werden können als Malaria? Findet man nicht ähnliche Verhältnisse in Bezug auf Infektionen innerhalb einer Familie? Mitglieder einer Familie haben Kontakt zu denselben Schädlingen, seien es Flöhe, Läuse oder Zecken. Innerhalb eines Haushaltes ist das Risiko für alle Mitglieder gleich groß.

Werden die Versicherungen in der Zukunft auf die Idee kommen, die Deckungssummen nach den Umweltrisiken einzustufen?
„Sehen Sie Herr Dupont. Ihr Befund zeigt zwei Typen Rickettsien, einen Mycoplasma, zwei Chlamydien und Bilharzia. Die Rate an weißen Blutkörperchen ist erhöht und auch die Blutsenkung. Eisen konnten wir fast gar nicht nachweisen. Wie erklären Sie sich das?"
„Das ist doch unmöglich. Mein Arzt untersucht mich regelmäßig und auch mein Blut wird zweimal im Jahr untersucht."

Für die vielen Patienten, die mich bis heute mit verschiedensten Symptomen -immer in Mittelpunkt die Müdigkeit- aufgesucht haben, ist der Ansatz, nach intrazellulären Mikroorganismen zu suchen, eine Routineangelegenheit geworden.

Immer öfter treffe ich auf Fälle in denen Rickettsien-, Chlamydien- und Mykoplasmen Infektionen ganze Familien betreffen.

Vor einigen Jahren suchte mich ein Patient mit Leberbeschwerden auf. Er litt bereits zwei Jahre daran und auch eine Leberbiopsie hatte lediglich fettige Einschlüsse ohne spezifische Ursachen ergeben. Die Untersuchung der Symptomatologie und des Blutes wies auf eine Rickettsien Erkrankung hin, die von Mycoplasmen und Chlamydien begleitet wurde. Einige Tage später klagte auch die Frau dieses Patienten über große Erschöpfung und noch einen Tag später brachte sie ihre sechs und acht Jahre alten Kinder mit denselben Beschwerden zu mir. Damals fragte ich mich, ob es sich um einen Fall von Hypochondrie handeln könne? Ich hatte einfach noch nicht genug Erfahrung mit der Behandlung von Familien.

Die ganze betroffene Familie machte einen sportlichen, jungen und dynamischen Eindruck und alle vier wiesen dieselbe positive Serologie auf, begleitet von Leberdisfunktionen, Blutarmut und Leukopenie. Nach drei Monaten antibiotischer Behandlung, verabreicht in gepulsten Dosen, verbesserte sich der Zustand der beiden Kinder. Zum selben Ergebnis kam auch der Bluttest, der normale Leberwerte aufwies.

Dasselbe galt für die Eisenwerte und die weißen Blutzellen ohne, dass zusätzliche Medikamente eingesetzt wurden. Derselbe Erfolg zeigte sich auch sechs Monate später im Falle der Mutter.
Der allgemeine gesundheitliche Zustand des Vaters hatte sich ebenso wie seine Leberfunktion Verbessert, und ich gab der Familie den dringenden Rat, die Behandlung weiter fortzusetzen, als sie sich entschlossen, nach Australien auszuwandern.

Ich erinnere mich an ein anderes Beispiel einer vierzigjährigen Patientin, die an Multipler Sklerose, starker Erschöpfung, furchtbaren Kopfschmerzen und Herzrhythmusstörungen seit 10 Jahren litt.

Ich war nicht erstaunt, dass ihre Bluttests positiv waren in Bezug auf Rickettsien, Chlamydien und Mykoplasmen. Diese drei machte ich verantwortlich für das Verschwinden ihrer Eisenreserve und das Ansteigen der Anzahl ihrer Schilddrüsen Antikörper und des Rheumafaktors. Ihre älteste Tochter war 15. Sie litt auch unter ungewöhnlicher Erschöpfung, Gleichgewichtsprobleme, dem Raynaud-Syndrom, Scotomas, unter Kurzatmitgkeit. Aus diesen Gründen konnte sie nicht am Schulsport teilnehmen. Ich war in der Lage nachzuweisen, dass Ihre Blutwerte identisch mit denen der Mutter waren. Eine zweite Tochter war 12 Jahre alt. Sie zeigte die gleichen klinischen Auffälligkeiten wie ihre Schwester und die gleichen Bluttestergebnisse.
Das dritte Kind war ein 10jähriger Sohn mit wunderschönen blauen Augen, aufgrund seiner Herzprobleme war er nicht in der Lage zu rennen und litt unter Kopfschmerzen. Die Testergebnisse seiner Blutuntersuchungen auf Rickettsien, Chlamydien, Mycoplamsen waren genau so positiv wie die seiner Schwester und seiner Mutter.

Während der Untersuchung wies er ein auffälliges Herzgeräusch auf, das bisher nicht entdeckt worden war. Ich riet der Mutter einen Kardiologen aufzusuchen und eine Ultraschalluntersuchung der Herzklappen zu machen.

Aber in der Zwischenzeit nach einer fünfmaligen antibiotischen Therapie verschwanden die Herzgeräusche, und der Patient schien wieder vollständig hergestellt.
Der Termin beim Kardiologen, der als sehr beschäftigter Spezialist erst noch weitere zwei Wochen später Zeit gehabt hätte, wurde abgesagt. Bestimmt interessiert auch das Schicksal der beiden Schwestern. Der jüngeren Schwester geht es Gott sei Dank wieder besser, und die Ältere ist noch in Behandlung aber auf dem Weg der Besserung, u.a. nachdem ihre Testergebnisse besser geworden sind. (Veröffentlichung von S. Nicolau und A. Mas Barnard im Jahre 1963 im Bullettin de la société de Pathologie Exotique)

Auf allen Kontinenten von Europa bis Afrika, von Amerika bis Australien und Neuseeland und in ganz Asien finden Erreger ihre Vektoren. Sie werden über die Kontinente verteilt und zugleich werden hybride Formen gebildet durch Zugvögel, die immer schon die Wirte zahlreicher Insekten waren. Schon Homer spricht im 6. Teil seines Werkes „Ilias" über die Wanderung der Möwen, die Krankheit und Krieg von einem Ende der Welt zum anderen bringen. Heutzutage, mit der Zunahme des Internationalen Flugverkehrs und des Welthandels sind ihre Aktivitäten überall präsent mit Ausnahme des antarktischen Raumes.
Nicht zu vergessen die Tatsache, dass auch Fische zu den Wirten dieser Arten gehören (Paul Giroud)
Denken Sie nur an die wunderbaren Köstlichkeiten der japanischen Küche, ganz besonders wenn sie roh zubereitet werden. Austern gehören ebenfalls zu den besonders wirksamen Trägern von Rickettsien. Sie dienen ja als eine Art Tiefseefilter und ihr Fleisch enthält eine große Menge an Umweltgiften, die sich im Ozean ansammeln und die wir mit dem Verzehr aufnehmen. Und zuletzt möchte ich die Vielfalt organischer Substanzen erwähnen, mit denen wir unseren Weizen düngen.

VI. Pathogenität

In diesem Kapitel beschreibt Dr. Jadin das Fortschreiten der Infektion, nachdem die Erreger in den Körper eingedrungen sind und ihre Suche nach einer Heimat, nachdem sie sich nicht im Blut aufhalten können. In diesem Zusammenhang beschreibt sie das bekannte und wichtige Phänomen der Phagozytose durch die Erreger direkt ins Zytoplasma hineingehen und wie sie sich dort vermehren und das Gleichgewicht der Zelle durcheinander bringen, indem sie Elektrolyten, Glukose, Eiweiße und Mineralien des Wirtes aufsaugen und den Zellstoffwechsel und die Energieversorgung vom Blut zu den verschiedenen Organen paralysieren.

Es ist ein Kampf von Angesicht zu Angesicht, insofern die Betroffenen es überhaupt wahrnehmen. Der Ausgang hängt von einer Legion wechselhafter Umstände und einer Hand voll voraussehbarer Faktoren ab. Unter diesen ist die Qualität der Ernährung, die der Wirt dem Parasiten bietet. Das ist in etwa vergleichbar mit der Tatsache, wie sich die Kleinkinderernährung auf das Wohl und Wachstum des Menschen auswirkt. So hängt auch das Wohl und die Virulenz des Erregers von der Wahl eines Wirtes ab. Was für eine qualvolle Abhängigkeit zwischen den beiden: Wer wird überleben, wer wird den anderen zerstören? Ist es eine Naturnotwendigkeit das unsere Umwelt in der Lage ist, zu morden? Wie geschieht dies? Durch einen Überraschungsangriff, einen Gewaltschlag oder durch einen Kalten Krieg, der ein System durch lange und schmerzvolle Jahre außer Kraft setzt?
Mit dem ersten Schlag beginnt die akute Phase. Manchmal kommt sie völlig überraschend, aber oft wird sie gar nicht wahrgenommen. Es folgt eine stille, langsame Phase, die das physiologische System stärker beeinflusst als das Lebensalter. Das muss aber auch nicht immer der Fall sein.

Nachdem der Mikroorganismus glücklich einen Wirt gefunden hat, kommt es immer noch zu Unabwägbarkeiten, und seine Überlebensfähigkeit ist von einer ganzen Reihe von Faktoren abhängig, die ihm jederzeit ein Ende bereiten können.

Wegen seiner unvollständigen biologischen Ausstattung kann sich der Erreger nicht allein im Blut ernähren. Er muss schnell handeln, weil der Kreislauf selbst bei geringem Blutdruck sehr schnell stattfindet. Eine Vielzahl von Mechanismen bedroht seine Anwesenheit. Temperaturanstiege (Fieber), weiße Zellen, die überall drohen, Antikörper, die ihre Antigene ausschütten und weitere weniger spezifische Verbündete, die genau so bedrohlich sein können wie Antinukleare Faktoren, die C-Reaktive Proteine, Kinasen. So viel Energie, um einen einzigen zu begegnen. Von Blutstrom getragen ist er ständig von Gefäßzellen umgeben. Die erste Hürde, die er zu nehmen hat ist das Endothel. Manchmal gelingt es schon im ersten Anlauf, die Zellmembrane zu durchdringen. Die dabei entstehende Reibung regt die Enzymproduktion an. Vielleicht hilft das dem Erreger, sich dort einzunisten. Um zu überleben benutzt er das stärkste Mittel, in dem er sich an die Zellmembrane anhaftet und von dort das Endothel durchdringt, umgeben von Zellenausdehnungen. Dieses Phänomen, das man als Phagozytose bezeichnet, bringt den Erreger direkt in das Zytoplasma. Der Erreger hat es geschafft. Er ist hier gut aufgehoben, es ist aber nur eine vorläufige Heimat.
In zahlreichen Publikationen wird die Affinität von Rickettsien in Bezug auf das Endothel System beschrieben.

Immer mehr setzt sich die Ansicht durch, dass das Gefäß Endothel nicht nur als Zellbehältnis dient, sondern aufgrund der Fähigkeit, Salpetersäure und andere, auf die Zelle kontrahierend auswirkende Substanzen auszuschütten, ein selbständiges Organ unseres Körpers ist. Unabhängig von dieser Definition übernimmt das Endothel als der erste von Mikroorganismen angegriffene Bereich eine Hauptrolle in der Humanpathologie.
Die Erreger kolonisieren das Zytoplasma und dieser Prozess findet überall in der Natur statt. Die Grundlage besteht darin, Nahrung aufzunehmen und sich zu vermehren. Zu diesem Zweck reduzieren sie Elektrolyte, Glukose, Eiweiße und Mineralien des Wirtes. Der Schaden, der durch den Rickettsien Erreger in der Zelle angerichtet wird ist einfach vorzustellen: Der Erreger benutzt den Zellstoffwechsel und legt die Energieversorgung vom Blut zu den verschiedenen Organen lahm. Das ist einfach nachzuweisen. Man braucht

nur die Konzentration von Magnesium, Zucker, Eisen und Globulinen im Blut nachzuweisen. Auf dem Höhepunkt dieses Diebstahls von Rohstoffen füllt der Erreger die ganze Endothelzelle aus. Dadurch behindert er die Funktion dieses Organs, die darin besteht, den physiologischen und somit lebenserhaltenden Austausch zwischen dem Blut und den Körperorganen aufrechtzuerhalten.
Führen wir uns diesen Austausch einmal genauer vor Augen: Wie werden die frei schwimmenden Elektrolyten, Mineralien und Sauerstoffmoleküle in der einen Richtung und die Kohlehydrate und die anderen Toxine von den Muskelzellen oder Gehirnzellen in der anderen Richtung durch das Endothel geleitet? Das ist sehr kompliziert. Wie leicht wird das Verkehrssystem des Körpers bei diesem komplexen Vorgang gestört?

Wie schwer ist die Erschöpfung, die von Zellen ausgeht, die unter Sauerstoffmangel leiden?
Das muss man sich so vorstellen, wie wenn ein Patient künstlich beatmet wird und jemand auf den Sauerstoffschlauch tritt, was teilweise Lähmung oder den direkten Tod bedeutet.

Paul Giroud beschrieb die Rickettsien als Gefäßschwämme, die alles lahm legen und die Gefäße dazu veranlassen, ihre eigentliche Funktion zu verlieren, Dadurch ertrinkt das Gehirn in Toxinen, die Muskeln verlieren ihre Kraft, das Myelin verschwindet, die Oberfläche der Knochen verliert ihren Glanz und ihre Stabilität und nekrotisches Gewebe bildet sich.

Jetzt ist die Zeit für die Reproduktion der Erreger durch Spaltung im Zytoplasma der Endothelzelle wie wir es bereits beschrieben haben. Die Zellmembrane wird bis zum Platzen gespannt, die Zelle wird zerstört und die Rickettsien schwimmen wieder frei in Blut. Die Alarmsysteme des Körpers werden erneut aktiviert und die Entzündungsmechanismen in Gang gesetzt.

Fieber bricht aus, kommt und geht, der Patient erleidet Schweißausbrüche, Kopfschmerzanfälle, Herzrasen, und die Gelenke schwellen an. Wieder kann man das mit Bluttests, aber auch mit einfachen

Instrumenten wie Thermometer, Stethoskop und durch Beobachtung verfolgen.
Im Blutkreislauf finden wir ausgewachsene und heranwachsende Formen der Rickettsien. Letztere sind nicht in der Lage, in die Zelle einzudringen und auch nicht, im Blutkreislauf zu überleben. Sie sterben ab. Die ausgewachsenen Formen benutzen wieder die Möglichkeit der Phagozytose, und neue Kolonien bilden sich im Zytoplasma und der Kreislauf beginnt erneut.

Manchmal findet man den Parasiten in Blasen, die vom Zytoplasma gebildet werden, das hemmt sein Wachstum und seine Vermehrung. Er fällt in einen scheinbaren Dornröschenschlaf, der aber keine hundert Jahre dauert. Wer bildet diese Blase, der Erreger oder der Wirt? Wir erleben wieder einen ähnlichen Konflikt, wie den, der entsteht, wenn eine feindliche Armee ein Land erobert. Es ist ein Zustand von Hungersnot, Schmerz, Hypoglykämie aller Art und die Widerstandnester brechen zusammen. Pathologen bezeugen einen Tremor in der Makrophagenpopulation. Es ist bekannt, dass die Rickettsien die Makrophagen lahm legen können und dadurch die Verteidigungsmechanismen des Wirtes stilllegen.

Zugleich werden Zellgifte, Zytokine produziert. Sie haben nicht nur antigene Eigenschaften, sie rufen auch Gefäßverengungen, Allergien und den Abbau der Nervenschicht Myelin hervor, wie Paul Legag bereits vor einigen Jahrzehnten beschrieben hat.
Diese massiven Eingriffe rufen die oft beobachteten Symptome hervor. Die Überflutung mit Zytokinen führt zu scheinbar unerklärlichen Körperschmerzen und unvorhersehbaren Allergieschüben oder unklaren neurologischen Symptomen. Wissenschaft wird durch Präzision überhöht erst richtig Also wir sprechen von drei Typen von Zytokinen. Endotoxine, die Schmerzen verursachen, Allergene, die Allergien verursachen und Neurotoxine, die das Nervensystem in Unordnung bringen. Durch die überhand nehmende Ausschüttung von Antikörpern wird das Immunsystem an den Rand seiner Belastbarkeit gebracht. Manchmal bilden seine ausgebrannten Nachschublager neue Entzündungsherde. Das Immunsystem produziert immer weiter Antikörper, ohne die Bakterien als Ursache zu erken-

nen. Der verwirrte Wirt greift sich selber an, in dem er erhöhte Raten sogenannter Rheumatoiden und Antinuklear Faktoren und erhöhte Raten von C-Reaktiven Proteinen und Schilddrüsen Antikörpern produziert.

Die Schilddrüse, die Gelenke, der Darm, das Nervengewebe werden unter Kreuzfeuer genommen, von Antikörpern bombardiert und beginnen sich selbst zu zerstören. Der Patient wird zum Autoimmunfall. Auf dem Zerstörungsweg der Rickettsien werden Schichten vom Bauchfell, Rippenfell, Herzbeutel, Darmnetz und Vagina entzündet und rufen Schweißausbrüche hervor. Das ist Gift für alle Körpersysteme. Dieser Prozess läuft nicht im Geheimen ab. Eine allgemeine Gefäßentzündung tritt auf, die manchmal nicht wieder aufgehoben werden kann. Der Körper besteht vom Kopf bis Fuß aus Gefäßsystemen und diese Entzündungsgeschichte steht gerade erst am Anfang.

VII. Evolution der Rickettsien Infektionen

In diesem Kapitel beschreibt Dr. Jadin wie der Gesamtzellenbestand von der Erregerinvasion betroffen ist und wie Krankheiten entstehen, die eigentlich nur eine Ursache haben. Die verschiedenen medizinischen Fachrichtungen behandeln diese Krankheiten leider nur symptomatisch, ohne die Ursache zu suchen und dementsprechend zu behandeln

Um von der zellulärer Invasion zum Generalangriff auf das ganze Körpersystem überzugehen, brauchen Mikroorganismen mehr Zeit als man denken könnte. Das Glück ist unumgänglich. Wie viele Generationen von Erregern wurden geopfert für dieses kleine Fest der Unannehmlichkeiten? Zusammengeklumpt sterben einige, während andere wieder geboren werden. Einmal in die Zellstruktur des Körpers aufgenommen, führt der Parasit mit seiner besonderen Affinität für das Gefäßsystem ein gutes Leben wie im Schlaraffenland. Er ist jetzt überall im ganzen Körper präsent. Er beherrscht alle Organe, die Invasion unseres Territoriums kann nicht mehr aufgehalten werden. Es eröffnet sich eine Menge von neuen Häfen, die Zerebralarterie mit ihren Verzweigungen, die Pontozerebralen Arterien, die Sehnervenkreuzung mit ihren Verzweigungen in den Augenlidern, in der Nase und im frontalen Stirnbereich, im tiefen verschlungenen Zungentrakt, in der Membrane des Trommelfells mit den Gehörgängen, in der gewundenen Arterie vor den Luftröhren, im Diploikum, durch den durch neu zugeführten Sauerstoff rot erscheinenden Arterienbogen von der Halsschlagader mit ihren Verzweigungen und dem Hauptarm hinunter zum Bauchnabel, und zu den linken und rechten Herzvenen durch die blau gefärbte Vena cava, zu dem Thorax und dem Abdomen Gefäßen, dem gebogenen, hinter dem Blinddarm befindlichen Gefäß, der sich auf der linken Seite des Geheimnisvollerweise genannten Aurikels befindet, dem Lumbalgefäß, dem Azygos Gefäß und der Pfortader.

Dieses ist eine Skizze des Labyrinths der Gefäße im Menschen. Um mehr zu wissen, sollte man sich Anatomiehandbücher besorgen und den Lebensweg der Rickettsien unter einer anatomischpathologischen Sicht folgen. Es wird dann augenfällig, dass es praktisch keine Hindernisse auf diesem Weg gibt. Es reicht völlig aus, sich vom Blutstrom tragen zu lassen, entweder frei oder im Form einer kleinen Embolie, die sich von der Gefäßwand gelöst hat. Wenn von Zeit zu Zeit eine Resistenz gegen dieses wohl-orchestrierte Aufkommen auftauchen sollte, wird die Resistenz durch Assoziation mehrerer Parasiten durchbrochen. Das ist für die einen das Paradies, für die anderen das Inferno.

Als Konsequenz aus der Konstellation der betroffenen Gefäße kommt es zu unterschiedlichen Symptomkombinationen. Das ist für den Verlauf der Chronischen Müdigkeit so kennzeichnend. Im Verlauf dieser Invasion mag eine Gruppe von Gefäßen schwerer beschädigt werden als eine andere und die Organe, die von diesen Gefäßen versorgt werden, kann Symptome hervorrufen, die in der konventionellen Medizin andere Namen erhalten als CFS. Hier eine Liste mit Vorschlägen:

An erster Stelle steht CFS und sein siamesischer Zwilling Fibromyalgie: Zwei Erkrankungen, die direkt durch zelluläre Anoxie aufgrund von Parasiten in den Zellen verursacht werden.

An zweiter Stelle stehen Herzgefäßerkrankungen, die abrupt oder versteckt auftreten können. Die Standardmedizin reagiert mit einer künstlichen Herzklappe oder mit einer Bypass Operation. So wird oft unbesonnen eine unnötige Operation durchgeführt, die im schlimmsten Fall einen myokardischen Infarkt erst hervorruft, der dann fälschlicherweise als Herzinfarkt bezeichnet wird. Rickettsien lösen ebenso wenig Herzinfarkt aus wie Termiten Bäume fällen. Unsere Mikroorganismen wurden in gleicher Weise beschrieben als Auslöser von Myokarditis, Endokarditis, Perikarditis und Gefäßaneurismen (Paul Giroud). Eine kürzlich in Italien durchgeführte Pilotstudie belegt die Herabsetzung von Herzklappenvorfällen bei Patienten, die nach myokardischen Infarkten antibiotisch behandelt wurden. Einige Arten von Bluthochdruck scheinen derselben pathologischen Quelle zu entspringen. Tatsache ist jedenfalls, dass eine Großzahl der Patienten mit Bluthochdruck und Erschöpfungssyndrom nach Antibiotikatherapie innerhalb einiger Jahre ihren Blutdruck normalisieren. Zu demselben Komplex gehört auch das Raynaud-Syndrom und das Buerger Disease, das durch die Verstopfung von Blutgefäßen oft zum sicheren Tod führt. Das Einhergehen von Entzündungen der Arterien und Venen mit Nervenleiden trifft man bei diesen beiden Konditionen an.

An dritter Stelle stehen neurologische Beschwerden, die durch Rickettsien und Chlamydien ausgelöst werden, die schon in mehreren Veröffentlichungen bekannt geworden sind: Unter diesen sind Multiple Sklerose, Epilepsie, Parkinson, die Guillan-Barré- Krankheit und ADS oder das sogenannte Hyperaktive Kinder Syndrom. Rickettsien und Chlamydien konnten aus der Spinalflüssigkeit von an Multiple Sklerose erkrankten Patienten isoliert werden. Verschiedene psychotische Veränderungen und eine Zahl von psychiatrischen Erkrankungen, deren Spektrum von einer kaum wahrnehmbaren Depressionserkrankung bis hin zur Schizophrenie reicht, lassen sich laut Philippe Bottero auf durch Rickettsien ausgelöste chronische Encephalitis zurückführen.

An vierter Stelle stehen Luftwegserkrankungen, die als Lungenentzündung oder als andere Pleural Erkrankungen auftreten und die von einem hartnäckigen trockenen Husten begleitet werden. Diese müssen als Rickettsien Erkrankungen oder durch Chlamydien ausgelöste Lungenentzündung bezeichnet werden.

An fünfter Stelle stehen Erkrankungen des Verdauungssystems, wie Blinddarm oder Pseudo Blinddarm, die zurückgeführt werden auf Gekröse Entzündungen (zum Beispiel Bauchfellwucherungen an Darm, Magen, Leber usw.) und andere Kolikerkrankungen. Aber auch Morbus Chron kann auf denselben Ursprung zurückgeführt werden, obwohl bei Menschen die Verbindung zwischen intrazellulärer Infektion und Verdauungsbeschwerden nicht genau so gut erforscht ist, wie die Zusammenhänge mit Herz- oder neurologischen Beschwerden. In der Tiermedizin sind diese Zusammenhänge aber unumstritten. Es wäre ein geringer Aufwand, den Nachweis auch für die Humanmedizin zu führen. Die Organe, die täglich aus dem

betäubten Körper der Opfer von Chirurgen entnommen werden, könnten ein fantastisches Studienmaterial dafür abgeben.
Ich kann mich nur einer solchen Publikation erinnern, die die Anwesenheit von Chlamydien bei Kindern, die unter akuter Blinddarmentzündung litten, nachwies. Diese Kondition ist geradezu epidemisch bei Schulkindern am Lake Kivu im afrikanischen Ruanda (Paul Giroud) Bullettin de l'Academie Nationale de Medicine 1979.

Um das Fortschreiten eines Rickettsien Falles besser zu illustrieren nehme ich oft die Patientenbiografie eines weltbekannten Prominenten: Vor 20 Jahren war er ein berühmter Alpinist und Kanusportler mit einer fantastischen Kondition. Anfang der 90er Jahre berichtete ein südafrikanisches Magazin, dass er an einer seltsamen Krankheit litt, die sich durch starke Erschöpfung und Muskelschmerzen auszeichnete. Jede Bewegung tat ihm weh. Als Ursache wurde eine seltene bakterielle Infektion vermutet. Das erinnerte mich so stark an die mir bekannten CFS Fälle, dass ich mich telefonisch mit ihm in Kontakt setzen wollte. Es ist überflüssig zu erwähnen, dass ich darauf keine Antwort erhielt und damit nicht mehr rechnete.

Ich tat das allein, um mein Gewissen zu beruhigen. Eine französische Illustrierte „Paris Match" veröffentlichte 1998 eine Fotoserie dieses Mannes, der seit sechs Jahren jeden Juli in den Bergen verbrachte. Man konnte ihn sehen, wie er in fließenden weißen Gewändern gekleidet im Gras saß, dessen intensives Grün einen starken Kontrast dazu bildete.

Deutlich sichtbar war das Zittern der linken Hand, Parkinson's Disease. Einige Zeit später berichtete ein Artikel, dass dieser Held im Alter von 76 Jahren sich einem chirurgischen Standard Eingriff am Blinddarm unterziehen musste.
Als er kurze Zeit danach mit einer Menge jugendlicher Bewunderer und Gratulanten aus aller Welt gezeigt wurde, war er bereits nicht mehr in der Lage, die Anzeichen seiner Erschöpfung und der Schüttellähmung zu verheimlichen.

An sechster Stelle stehen die durch Rickettsien verursachten Augenerkrankungen, wie Uveitis, Netzhaut Angiopathien und Sehnervenerkrankungen. Täglich führen Trachomen aufgrund von Chlamydien Infektionen bei einer eine Vielzahl an Menschen zur Blindheit.

An siebter Stelle stehen Erkrankungen der Leber, bei der die Mikroorganismen durch ihre Toxizität eine enzymatische Veränderung und Fettleber durch Fetteinschlüsse hervorrufen.

An achter Stelle stehen Erkrankungen der Milz, die eine krankhafte Schwellung auslösen, die oft nur durch Operationen behandelbar ist.

An neunter Stelle stehen häufig auftretende Nierenerkrankungen.

An zehnter Stelle sind gynäkologische Erkrankungen wie Fehlgeburten, Endometriose und Beschwerden der Eierstöcke, die mit erhöhten Werten von Cardiolipin Antikörpern einhergehen.
An elfter Stelle stehen Prostata Erkrankungen, die häufig mit der Infektion einhergehen.

An zwölfter Stelle stehen Hodenentzündugen und Schwellungen, wie sie bei Thyphus infizierten Meerschweinchen beobachtet werden.

An dreizehnter Stelle stehen Hauterkrankungen, wie Hautblutungen und Hämorrhoidalbeschwerden, die sich bei den meisten Rickettsien Erkrankungen finden. Oft werden sie begleitet von extremen Erschöpfungszuständen, Kopfschmerzen und Schweißausbrüchen. Gott sei Dank können wir meistens ein Verschwinden der verschiedenen Hautverletzungen während der Antibiose feststellen. Schon nach wenigen Monaten Behandlung konnte man bei Patienten, die seit Jahren an Ulcus /Hautgeschwüren litten, eine Heilung feststellen.

Hautflecken, die durch Überpigmentierung an der Innenseite der Beine auftreten, werden häufig operativ entfernt. In der Regel treten sie häufiger bei männlichen Patienten auf. Schmetterlingförmige Hautausschläge, wie sie auf den Gesichtern von an Lupus, Exzemen und Psoriasis leidenden Patienten angetroffen werden, können häufig nach kurzer Antibiose abklingen. Eines Tages konsultierte mich eine Patientin mit einer seltenen Form der Schlafkrankheit. Diese Dame war in den Vierzigern und litt seit ihrer Kindheit an Arthritis. Nach der Schule musste sie sich oft hinlegen und häufig schlief sie bis zum späten Abend. Von Zeit zu Zeit erwachte sie mit starken Kopfschmerzen, die ihre Mutter mit Aspirin behandelte. Im Alter von 20 hatten sich Hautgeschwüre an ihren Armen und Hüften entwickelt. Obwohl sie mit Medikamenten behandelt wurde, vertieften sich diese Ulcea bis auf die Muskelschicht. Das linke Bein war praktisch roh. Antibiotika konnten diese Infektion beheben. Die Ärzte verloren ihre Geduld und empfahlen ihr, die Wundränder operieren zu lassen. Meine routinemäßig durchgeführten biologischen Untersuchungen führten zu einer ganzen Liste von Infektionserkrankungen, die von positiven Autoimmunfaktoren, von abnormen Hepatitis Enzymen und Eisenmangel begleitet wurden. In der Hoffnung, die Verletzungen zu verbessern führte ich meine antibiotische Therapie bei der Patientin aus. Bereits ein Jahr später waren von den Ulcea nur noch helle Flecken auf der Haut sichtbar. Die Blutuntersuchung erwies normale Werte, die Rheumaschmerzen wurden seltener, und die Erschöpfung war völlig verschwunden.

Genauso einzigartig ist die Geschichte eines Patienten, der Geschwüre am ganzen Körper hatte. Dieses hatte vor einigen Jahren nach Insektenstichen begonnen. Nach fünf Kuren von siebentägigen Antibiotikabehandlungen begannen die Geschwüre abzuheilen und verschwanden langsam.

Wie können wir erreichen, dass die Forschung nach Infektionserkrankungen Teil wird, einer gewöhnlichen Suche nach der Ursache jeder dieser Krankheiten?
Diese Suche sollte mehrere Arten infektiöser und umweltbedingter Agenten erfassen können und Grundlage sein für ein Screening das verschiedene Ursprünge der gleichen Krankheit erfasst. MS, Arteriopathien, Uveitis, Rheumatologische Krankheiten, Abgänge sind weit davon entfernt nur von Infektionen abhängig zu sein.
Im nächsten Stadium verbreitet sich die Krankheit von einigen Organen auf den ganzen Körper und wird systemisch. Kausalagenten

haben dafür die Türe geöffnet. Von nun an können sie sich in ihrer sekundären Form einrichten, die man als Stadium einer ständigen Latenz bezeichnen kann. In dieser Phase werden nur wenige Toxine von Zeit zu Zeit ausgeschüttet. Das erklärt auch das klinische Abklingen der Symptome und die in Erscheinung tretenden Rückfälle, die typisch für systematische Erkrankungen sind. Nach unseren klinischen Erfahrungen sind einige Autoimmunkrankheiten wie rheumatische und psoriatische Arthritis, Lupus, Sklerodermie, die Sjögrensscher Krankheit usw. auf Rickettsien und assoziierte Erreger zurückzuführen. Außerdem zeigen die meisten MS Patienten auch autoimmunbiologische Probleme. Zum Beispiel ist bei meinem Patienten oft die Hashimoto Krankheit zusammen mit Multiple Sklerose aufgetreten. Kann das Zufall sein?

Aber warum sollten Neurologen sich für Schilddrüsen Antikörper interessieren? Wie auch immer zeigen einige Patienten zugleich viele Erkrankungen oder eine nach der anderen. Einige Kombinationen sind regelmäßig anzutreffen. Rheumatische Arthritis und Depressionen, Augen- und gynäkologische Erkrankungen, Lupus und Herzanfälle, Blinddarm und Hoher Blutdruck, Leberfunktionsstörungen und MS.
Zum anderen kann ein Patient mit Myalgischer Encephalitis Multiple Sklerose entwickeln, während ein anderer Patient mit MS ein größeres Risiko haben kann, an einem Herzinfarkt zu sterben wenn die Krankheit nicht behandelt wird. Es scheint sich also um nichts anderes als verschiedene Stadien derselben Krankheit zu handeln.

Am Anfang fühlt man sich vielleicht nur elend und versucht, etwas zu tun, um die Lage wieder zu normalisieren.
Um die Erschöpfung in Griff zu kriegen, greift man vielleicht auf Vitamine und Spurenelemente in Tablettenform zurück. Diese Anabolika konzentrieren sich im Blut und führen in dem betroffenen Teil des Körpers zu einem Wachstum der Erreger. Der Versuch, der Müdigkeit Herr zu werden, führt also genau zum Gegenteil.
Gegen die Schmerzen und die Entzündungsherde muss der Patient Schmerzmittel, Antientzündungsmittel und sogar Cortison und Chemotherapie über sich ergehen lassen. Geschieht dies im besonde-

ren Maße durch die letzteren beiden Behandlungsformen, wird das Immunsystem seine letzte Kraft verlieren und letztendlich wird es einen weiteren Anstieg der Krankheitserreger zulassen.

Mit der Zeit wird der Patient also tatsächlich schwer krank und begibt sich in die Hände zum Beispiel eines Kardiologen, eines Rheumatologen, eines Neurologen, eines Chirurgen, eines Gastroenterologen, eines Psychiaters oder eines Augenspezialisten. Je nach dem, an welcher Stelle seine Beschwerden auftreten. Des Weiteren können noch Homöopathen, Akupunkteure oder Iridiologen zu diesem Kreis hinzukommen.

Der jeweils gewählte Arzt wird die Krankheit so taufen wie sie für ihn in Erscheinung tritt und er wird mit dieser Festlegung die noch offen stehende Tür für eine Zurückführung einer infektiösen Ursache unwiderruflich schließen.

Von nun an wird die Krankheit als geschlossene Einheit definiert und alle auftretenden Symptome werden diesem Ansatz untergeordnet und dementsprechend behandelt.

Die verwunderlichen Symptome werden in die Rolle von Ursachen verkehrt, die man zu beseitigen sucht. Tatsächlich werden die Fieberschübe, die Schmerzen, die Erschöpfung und die Herzrhythmusstörungen, als Angriff auf den Körper behandelt, anstatt als Anzeichen der eigenen Abwehrmechanismen erkannt zu werden. Zum Beispiel ist Fieber als natürliche Reaktion gegen das Eindringen von Erregern eine durchaus wirksame Abwehrmaßnahme, die die Langlebigkeit des Angreifers ganz erheblich einschränkt.
Das konnte wiederholt bewiesen werden. In Langzeitstudien, die in vitro mit Schistosoma Mansoni durchgeführt wurden und die 1963 im BSPE veröffentlichten Symptome sind die Äußerung der Krankheit, sie dürfen deshalb aber nicht mit der Krankheit verwechselt werden.

Andersherum gesehen sind einzelne Symptome in einem besonderen Maße subjektiv. Medizin, die sich darauf konzentriert kann nicht wirklich wissenschaftlich genannt werden. Es ist mehr eine Art Sensationsmedizin. In dem sie die dominierenden Erscheinungen des Patienten isoliert, drückt sie ihm das Etikett eines bestimmten Symptoms auf.

Dafür erhält das Symptom den Namen seines Namensgebers. So erhält jeder seine Schublade. Dieser Creutzfeldt-Jakob-, jener Chrest-Syndrom, der nächste Krokodiltränensyndrom und wieder ein anderer Karpalstunnelsyndrom und ein anderer Charles Bonnets Syndrom. Der in dieser Beliebigkeit wurzelnde Narzissmus der Medizin verhindert die Verfolgung eines äthiologischen Ansatzes.

Zurück zu den symbiotischen Phantomen. Sie werden entweder durch eine kleine Zecke verursacht, die unschuldig unsere roten Blutzellen verdaut oder durch eine Laus, die sich selbst mit Blut als Grundvoraussetzung ihrer einzigartigen Fruchtbarkeit versorgt.

Welche Rolle spielen diese symbiotischen Phantome? Niemand kann es genau sagen. Was geschieht, ist keine Laune der Natur, sondern das Ergebnis einer intensiven Folge von Mutationen, die eine effektive Stoßkraft gegen die menschlichen Verteidigungssysteme im Laufe der Jahrhunderte entwickelt haben.
Worauf beruht dieser Vorgang? Unser Stoffwechsel ist genetisch festgelegt und macht uns zu mehr oder weniger fruchtbaren Umfeld für Parasiten aller Art.

Gemeinsam mit anderen Parasiten, die gemeinsam unterwegs sind und sich gegenseitig stärken, genießen sie die Wärme, die Helligkeit, die Geräusche, die elektrischen Wellen, die Adrenalinschübe, die chemischen Aggressionen, die geheimnisvollen alchimistischen Vorgänge und die interaktiven Faktoren, die sich in der Evolution der Erreger herausgebildet haben. Die Kraft des Erregers ist in der Lage, das Knochenmark zu verändern und zu allen möglichen Beschwerden zu führen. Panzytopenie, Anämie, Thrombozytopenie, Leukopenie oder sogar Leukämie wurden schon beschrieben. Das Knochenmark wird von der Heftigkeit der Schübe gleichermaßen zerstört.

Die infektiöse Ursache dieses Typus der Leukämie wird kaum jemals in Erwägung gezogen. Es ist keine akademische und sterile Übung nach den Ursachen medizinischer Tatsachen zu suchen, weil es einen Ausweg eröffnen würde.
Legen Sie mir bloß nichts in den Mund. Es scheint offensichtlich, dass man mit Tetrazyklinen keine Leukämie heilen kann, aber es gibt nun einmal Fälle, in denen genau das hilft.

Ich habe Patienten beobachtet, die für atypische Leukämie manchmal über einen Zeitraum von Jahren behandelt wurden, deren Zustand sich während antibiotischer Behandlung tatsächlich verbesserte. „Versuchen Sie alles, Doktor, ganz egal was, man sagt mir, ich habe ohnehin nur noch drei Monate zu leben“, äußerte ein verzweifelter Patient bei seiner ersten Visite.

In seinem fünfzigsten Lebensjahr trug er eine Militäruniform voller Auszeichnungen, aber jetzt litt er überall unter Schmerzen und unter Leukopenie.
Er wurde chemotherapeutisch behandelt. Einige Monate später herrschte mich eine Befehlsgewohnte Stimme am Telefon an:
„Was haben Sie mit General X gemacht? Wo ist der Anknüpfungspunkt für die von Ihnen geforderten biologischen Tests und wo haben Sie gelernt, Leukämie mit Antibiotika zu behandeln?“ „Ich habe ihn auf eine Rickettsien Infektion hin behandelt“.
Während ich versuchte, zu einer detaillierteren Erklärung anzusetzen, unterbrach mich die Stimme. „Ich sehe überhaupt keine Veranlassung, eine Beziehung zwischen der Infektion und der Leukämie des Generals herzustellen. Er wurde über sechs Monate von Ihnen behandelt. Ich wurde darüber nicht informiert. Aber es ist sowieso egal. Es ist sogar ohne Bedeutung. Wir haben nämlich festgestellt, dass sich die Anzahl der weißen Blutkörperchen ganz spontan wieder normalisiert hat und er keiner weiteren Behandlungen bedarf“. „ Aber zu welchem Zweck benutzen Sie so viele Antibiotika? Wollen Sie Ihren Patienten irreversible Leberschäden zumuten, ohne jede Grundlage?“
Ich wurde behandelt wie ein Anfänger, der alles falsch macht. Ich zwang mich mit aller Geduld zu antworten. „Es ist die übliche Be-

handlung für Patienten, die an Rickettsien Infektionen leiden. „Die an was leiden?,“schrie er in den Hörer als ob ich plötzlich taub wäre. „An Rickettsien Infektionen,“wiederholte ich mit aller Ruhe die ich nach der jahrelangen Wiederholung von Fragen dieser Art noch aufbringen konnte.

„Aber“, beharrte er, „es gibt keine Rickettsien in diesem Land?“ „Wie kommen sie darauf?“ fragte ich. „Ganz einfach, es gibt kein Test dafür in Südafrika.“ Bevor ich dazu kam, die Absurdität seines Beweises darzustellen, hatte er das Gespräch beendet. Eine multiple Infektion durch Erreger kann durch den gleichen Mechanismus zu einem Stillstand der Knochenmarkfunktion führen. Man kann sich sehr gut vorstellen, wie die weißen Blutzellen unter dem Übergewicht der zahlreichen Angreifer immer weniger werden und schließlich verschwinden. Die chronische Natur der Mikroorganismen ermöglicht Ihnen lange in der Wirtszelle zu überleben. Dieser Vorgang verursacht Veränderungen der Oberfläche der Zellmembrane, wo sich die Mikroorganismen festlegen. Diese Veränderungen können folgende Manifestationen in verschiedener Weise verursachen: Zum ersten kann die veränderte Zelloberfläche vom Körper zurückgewiesen werden, der damit wie gegen eine feindliche oder fremde Substanz reagiert. In diesem Falle entwickelt sich die Infektion auf dem Weg einer Autoimmunerkrankung und es ergibt sich fast immer eine Normalisierung der Autoimmunfaktoren im Verlauf einer adäquaten Antibiotika Therapie. In anderen Fällen kann der Wirt die infizierten Zellen mit ihrer veränderten Oberflächenmembran akzeptieren, in dem er ein spezifisches Protein bereitstellt, um die infizierten Zellen in seinem eigenen genetischen Erbcode einzuführen.

Das kann eine direkte Konsequenz in der Phase der Mythose haben. Es kommt zur Neubildung von Zellen, deren Oberfläche bereits verändert ist. Wir treffen also geklonte Zellen an, die anarchisch werden können. Erinnert das nicht an die Definition für das Entstehen von Krebs, oder um es anderes zu sagen, ist es nicht möglich, dass bestimmte Krebserkrankungen das Ergebnis von Infektionen sind? Diese Krebsarten stehen also nicht am Anfang einer neuen

Krankheitswelt, sondern stellen nur eine Fortsetzung eines althergebrachten pathologischen Desasters dar, das unser körpereigenes Abwehrsystem verändert oder außer Kraft gesetzt hat.
Als Lösung bietet sich der Chirurg mit seinen Skalpellen an, das Desaster zu „reparieren“. Nach ihm ist es noch Sache des Onkologen, der Spezialist für Chemotherapie ist, an den wir uns wenden müssen. Im Verlaufe der zwangsläufig folgenden Behandlungen wird unser Patient mit seinem ganzen System in einen Status der Immunsuppression gesetzt. Um das Wachstum der Krebszellen aufzuhalten wird das Wachstum aller Zellen herabgesetzt, auch der Zellen, die der Verteidigung des Körpers dienen.

Diese Lage erscheint gefährlich, weil weitere infektiöse Nester im Körper sich in einem schlafähnlichen Status befinden. Es ist angebracht, aus dem Mangel an Verteidigung, auf eine Reaktivierung ihrer Tätigkeit zu schließen.
Wie könnte man diese Situation in der Entwicklung einer Krebserkrankung klassifizieren? Das ist nur ein mögliches Szenario. Ich schreibe dies nur auf in der Hoffnung, dass dieser Denkanstoß möglicherweise zu systematischen anatomisch pathologischen Untersuchungen führt.

Am Ende des vorliegenden Kapitels steht kein wissenschaftlicher Schluss, sondern eher der Vorschlag an den Leser, für einen anderen Ansatz bereit zu sein. Einen Ansatz, der nicht den Namen einer Krankheit und die dazugehörige Symptomatik mit regelhaften Kriterien sucht, sondern die Ursache. Zum Vergleich könnte man einen Pfau nehmen, der angesichts des eigenen Spiegelbildes ein Rad schlägt. In gleicher Weise verhält es sich mit dem Schattenbild, das durch die durch Erreger verursachten biochemischen Veränderungen entsteht. Es dient ihnen als Schutzschirm und verführt den behandelnden Arzt, der eine Ursache der Erkrankung sucht, dazu, falsche Schlüsse zu ziehen. Das ist ein Problem der Evidenz, auf das wir während der Untersuchung stoßen. Leider hat der Mensch die unvorteilhafte Gewohnheit, das Offensichtliche zu übersehen. Das, was er mit den eigenen Augen sieht, erscheint ihm zu einfach, um wahr zu sein.

VIII. Diagnose - Erschöpfung

In diesem Kapitel beschreibt Dr. Jadin, wie eine Diagnose zustande kommt. Anhand von Beispielen weist sie nach, wie wichtig es ist, Elemente wie die Geschichte der Krankheit, die Symptome, die klinische Untersuchung und die biologischen Tests in ein System einzufügen, aus dem sich später die Therapie ergeben wird.

Das Leben sollte so einfach wie möglich sein. So sollte auch die Diagnose für die Patienten so klar wie möglich sein. Dies erreicht zu haben verdanke ich nicht zuletzt meinen Patienten. Heute hat sich folgende Lösung herauskristallisiert. Um die richtige strategische Haltung zum Überblick über die Diagnose einzunehmen, müssen die vier folgenden Punkte berücksichtigt werden, die in einer polygonen Struktur angelegt sind:
Die Geschichte der Krankheit, die Symptome, die klinische Untersuchung, die biologischen Tests.
Fehlt eine dieser Prämissen, verliert das Polygon seine vertraute Struktur und der Ansatz gerät zum Chaos. Sowie ein Transport, der nicht richtig beladen ist auf einer schlechten Straße seine Last verliert. Auch eine Diagnose kann nur formuliert werden, wenn alle verfügbaren Daten in ein festes Ordnungssystem gebracht werden.

Der Mikro Agglutinationstest allein offenbart nur einen Teil der Wahrheit. Ohne weitere Information ist seine Aussage so beschränkt wie jedes andere biologische Ergebnis. Der Test an sich reicht nicht aus, die Krankheit zu erklären. Nehmen wir zum Beispiel einen Farmer: Jeden Tag hat er Kontakt mit seinen Tieren. Er sorgt für sie und ernährt sie, er berührt sie, er atmet dieselbe Luft wie sie, er schlachtet sie und isst sie. Am Anfang eines jeden Tages füllt er seine Müsli Schüssel randvoll mit frischer Milch, um für die tägliche Arbeit fit zu sein. Er ist ein großer Vertilger vom frischen Fleisch und liebt ungekochtes, getrocknetes Fleisch. Nehmen wir an, er hat einen Bruder in der Stadt, seine ultramoderne und supersaubere Wohnung befindet sich im sechsten Stockwerk eines Hochhauses in unmittelbarer Nähe zu dem Büro, in dem er als Rechtsanwalt arbeitet.

Er geht ganz in seine Karriere auf, beschäftigt sich nur mit seinen beruflichen Problemen und hat keinerlei Kontakt mit der Natur. Ratten und die unvermeidliche Rattenplage, die in Wirklichkeit vorhanden ist nimmt er nicht wahr. Wenn er Milch trinkt, dann H-Milch, die sich wenigstens 2 Jahre hält und etwas wie Rohfleisch erscheint nicht auf seinem Speisezettel.

Er hat keinerlei Kontakt zu Haustieren. Nehmen wir des Weiteren an, jeder der Brüder hat ein Kind. Beide sind gesund und auch ihre Kinder. Betrachten wir dieses Bild in Bezugnahme auf unsere vier Parameter: Die Geschichte der Krankheit, dieser Teil ist leer. Zweitens existieren pathologische Symptome nicht. Drittens führt eine klinische Untersuchung zu keinerlei Ergebnissen. Die klinische Biologie hält sich in den normalen Grenzen. Nehmen wir an, dass man aus reiner wissenschaftlichen Neugierde Girouds Mikro Agglutinationstest einsetzt. Um eine Analyse vornehmen zu können würde man theoretisch das Blutbild der beiden Kinder vergleichen. Das müsste zu verschiedenen Ergebnissen führen aufgrund der Tatsache, dass die Immunsysteme des Farmers und seines Kindes ständiger Stimulation unterliegen, während die des Bruders in der Stadt allenfalls von Zeit zu Zeit stimuliert werden.

Das Kind der Farmers lebt in engem und ständigem Kontakt mit Rickettsien Antigenen. Im Gegensatz dazu wird sein Cousin unter Umständen nur wenigen davon begegnen und das erst später im Laufe seines Lebens. Diese unterschiedlichen Antikörpermengen lassen sich feststellen. In dem spezifischen Fall, dass das Serum des Farmers keine Antikörper enthält, muss ich vermuten, dass er nicht auf die Stimulation von Antigenen reagiert, denen er täglich ausgesetzt ist. In diesem Sinne hätte er einen Immundefekt.
Von der anderen Seite her betrachtet, wenn das Serum seines Bruders schwach positiv wäre, würde das eine Auffälligkeit bedeuten. Es sollte stabil und wenig erhöht gegen Rickettsien sein.
Das Kind des Farmers hat alle wichtigen Voraussetzungen für eine sich schnell entwickelnde und stark positive Serologie. Hoffentlich ist diese nicht schon begleitet von Anzeichen der Krankheit. Das Stadtkind sollte keine positiven Ergebnisse aufweisen, einmal abge-

sehen von denen, die seine Mutter ihm vor der Geburt weiter gegeben hat. Wir haben hier vier verschiedene Ergebnisse für vier verschiedene Menschen, die sich alle als vollkommen gesund darstellen. Das sind die möglichen Ergebnisse einer exakten Wissenschaft namens Klinische Biologie. Absolutes Gleichgewicht lässt sich nur durch vollkommenen Ausgleich und Vermeiden von Störungen erreichen.
Wenn man das in Betracht zieht, was soll man dann zur Positivität eines Mikro Agglutinationstests für ein Kommentar geben?

Wie kann man aufgrund des Tests allein zur pathologischen Sicherheit gelangen, wenn man ihn von seinem Kontext löst?
Ohne jeden weiteren Anhaltspunkt ist er nur ein Hinweis auf vorangegangene Kontakte mit Rickettsien. Es ist ein untrügliches aber ein sicheres Zeichen der Anwesenheit von Rickettsien.

Es bleibt dem Arzt überlassen, von diesem verlässlichen Fundament aus, eine Untersuchung vorzunehmen. An diesem Punkt möchte ich ein weiteres Beispiel für die Folgen eines serologischen Vorgehens nennen: Der Test für Bilharziose.
Diese in Afrika sehr verbreitete Krankheit wird durch einen Parasiten, der im menschlichen Muskel und Kreislaufsystem heimisch ist. Seine systematische Untersuchung ist ein Teil meiner Patientenberichte. Es gilt für die Patienten, die sowohl äußere Symptome als auch positive Testergebnisse aufweisen. Das ist logisch und offensichtlich. Wie auch immer kann diese Offensichtlichkeit durch negative Serologie verschleiert werden. Dann muss ich mich allein aufgrund der Symptomatologie zu der Behandlung mit Praziquantel entscheiden.

Ursprünglich hat man, um Ausgaben und andere Unannehmlichkeiten zu vermeiden, ein Untersuchungsprotokoll festgelegt, das vorschreibt, dass Labore wiederholte Untersuchungen durchführen, bevor eine Enddiagnose gestellt wird.
Das Ergebnis ist oft erstaunlich. Die Therapie befreit viele Patienten von chronischen Harnwegsinfekten, mit denen sie Jahre lang von einem Urologen zum anderen gewandert waren und zwar für

immer. In anderen Fällen zeigt die Serologie positive Ergebnisse, die ebenfalls für immer bestehen bleiben.
Zurzeit benutze ich regelmäßig diese Methode und erlange dieselben Ergebnisse.

Hier einige Gründe, warum es keine Alternative für unser Schema der vier Parameter gibt. Die Basis unseres Modells bildet die Geschichte der Krankheit. Ihre Kenntnis trägt dazu bei, die Krankheit zu verstehen und zu entscheiden, ob eine Standardtaktik angewendet werden kann. Hier beginnt die Untersuchung. Wenn keine Geschichte der Krankheit besteht, gibt es auch keine Krankheit zu behandeln. Es muss keine Akte geöffnet werden, keine Untersuchung muss stattfinden, es gibt kein Geheimnis zu enthüllen. Die Geschichte der Krankheit manifestiert sich auf verschiedene Weise. Oft beginnt es mit einer Reise, mit einem Ausflug oder mit einem Umzug oder im Gefolge einer Trennung. Oft erscheint es als eine Art verlängerte grippale Infektion oder manchmal auch etwas spektakulärer als Enzephalitis. Einige Patienten entwickeln wiederholte Lungenentzündungen, die zu einer oder mehreren Biopsien führen. Manchmal ist der Beginn versteckt oder bleibt unbemerkt. Es kann lange dauern, bevor die Krankheit in Erscheinung tritt.
Ich habe des Öfteren bereits darauf hingewiesen, dass Stress zu den auslösenden Faktoren von Krankheiten gehört.

In der Geschichte der epidemischen Formen von Rickettsien wurden wiederholte Male ganze Armeen dahin gerafft, die als unterernährtes Kanonenfutter Regen und Kälte ungeschützt ausgesetzt waren.
So geschah es bei der Typhus Infektion von 25 Mio. russischer Soldaten während des ersten Weltkrieges denen 3 Mio. davon zum Opfer fielen. Wie kam es, dass diese Epidemie in Kriegszeiten aber kaum jemals in Friedenszeiten auftrat?

Unsere Epoche wird meist als eine Art Delta betrachtet, dessen Einzelne Arme so breit sind wie der Mississippi.
Offensichtlich hat die Anhäufung von Ereignissen, denen wir in Kriegszeiten ausgesetzt waren unsere Sinne abgestumpft.

Verschiedenste Transportmechanismen erlauben uns, über Ländergrenzen und Flugdistanzen mühelos zu wechseln.

Fernsehen, Radio und Zeitungen konfrontieren uns täglich mit Katastrophen, die jede Vorstellung übertreffen und uns zwingen, uns mit ihren Folgen auseinanderzusetzen. Haben wir wirklich keine andere Wahl?

Zu allem Überfluss gibt es auch noch HIV, der uns wie eine Art Damoklesschwert bedroht.
Ist der HIV so viel unappetitlicher als die obskure Tuberkulose, die, bevor sie Modigliani und seine Zeitgenossen heimsuchte, diese zu einem Leben in höhlenartigen Räumen zwang? Bereits Epochen zuvor hatte diese Krankheit bereits die Menschen der Jungsteinzeit und die ägyptischen Königreiche heimgesucht, wie es sich anhand von Knochenfunden und an untersuchten Mumien nachweisen lies. Bis zum Ende des neunzehnten Jahrhunderts hielt man diese Krankheit für ein degeneratives oder vererbbares Übel.
Erst Laennec, Erfinder des Stethoskops, vermutete einen infektiösen Hintergrund.
Betrachten wir die Syphilis und die desaströsen Folgen der Verkennung dieser Seuche und ihre Verbreitungswege. Sie zerstörte das Leben unzähliger Menschen von Karl dem VIII, Franz den I., Alexander Borgia und seinen Neffen Cesare, Toulouse-Lautrec, Charles Baudelaire, Alphonse Daudet und Guy de Maupassant, Ivan den Schrecklichen bis zu Heinrich dem VIII.

Man schätzt, dass im XVI Jahrhundert etwa ein 1/3 der Stadtbevölkerung von Paris damit kontaminiert waren. Nach dem Zeugnis von Erasmus wurden Adlige, die nicht von der Syphilis infiziert waren als heruntergekommene und bäuerische Subjekte angesehen. Dabei bestand nicht einmal die Notwendigkeit sexueller Kontakte zu ihrer Verbreitung; es genügte, aus dem Glas eines anderen zu trinken, der eine offene Syphiliswunde am Mund hatte.

Bedenken Sie, dass es zur Zeit der Tudors noch allgemein üblich war, sich mit Küssen auf den Mund zu begrüßen. In dem Land, in

dem ich heute lebe begnügt man sich, wenn auch wahrscheinlich aus anderen als aus hygienischen Gründen, damit, sich flüchtig zu begrüßen mit Sprüchen wie„Hallo wie geht's- Gut und Dir", bevor man den eigenen Weg weiter geht.
Gehen wir noch einmal zu den Pestwellen und besonders denen die die französische und spanische Inquisition begleitete.
Oder würden Sie vorziehen, in der Zeit der mittelalterlichen Kriege zu leben? In dieser Zeit wurden Kaiserschnitte auf offener Straße vollzogen mit irgendwelchen Messern, die so dreckig wie sie waren, dazu dienten, Leiber aufzuschneiden. Dies geschah wahrscheinlich angesichts einer schaulustigen Menge, die noch lauter schrie als die Neugeborenen.
Sind Sie noch immer nicht überzeugt, dann möchte ich noch weitere Beispiele erbringen. Ich denke zum Beispiel an den armen Ludwig den XIV, den so genannten Sonnenkönig. Sein Körper war ständig nicht nur Floh- und Zeckenbissen sondern auch den verheerenden medizinischen Behandlungsmethoden seiner Epoche ausgesetzt, als da waren: Aderlass, Schröpfung, Kauterisation und andere „Desinfektionsverfahren."

Oder denken Sie an die verdammten Könige und die Hungersnöte Ihrer Epoche!
Weitere Wurzeln dessen, was wir heute haben, liegen in der Zeit des ersten Weltkrieges oder der Guerillakriegsführung im zweiten Weltkrieg. Stellen wir uns wie es war, als es noch keine anästhetischen Maßnahmen gab. Eine Beinamputation wurde auf einem Küchentisch mit Nichts als einem Schluck Alkohol als Schmerzmittel und einen Stoffknebel im Mund durchgeführt. Der berühmte und innovative Impressionist Manet hat sich zeitlebens nicht vor einer solchen Operation erholt, die an ihm Ende des neunzehnten Jahrhunderts vollzogen wurde. Können wir uns das Schicksal der Menschheit vorstellen zu einer Zeit als es noch keine Antibiotika gab. Jede Mikrobe konnte damals tödlich sein.

Abgesehen von dieser Gefahr gab es allerdings viele weitere Bedrohungen des täglichen Lebens. Man konnte von Wegelagerern ermordet werden. Und wenn das nicht widerfuhr, dann brachte spätestens der Wundarzt einen um, der bei dem Versuch einer Behandlung den Patienten mit einer zweifachen Lungenentzündung ansteckte. In den meisten Fällen ging die Sache tödlich aus.

Wie können wir uns das Leben eines Husaren in Napoleonischer Zeit vorstellen? Während des russischen Rückzugs mag er sich in den unendlichen Wäldern verlaufen haben, ständig bedroht von wilden Bären und Wölfen, wenn er überhaupt die Reise bis dahin gesund überstanden hatte. Alternativen gab es nur wenige, wenn er sich nicht nach dem Beispiel Stendhals rechtzeitig aus dem Staub machte. Wenn er bis das bittere Ende auf dem Blutdurchtränkten Schlachtfeld von Belle-Alliance (Waterloo) auch noch überlebte, konnte er mit Stolz und zurecht erzählen, er sei bis ans Ende der Welt gelangt. Wie viel friedlicher muss sich zu gleicher Zeit das Leben eines Polareskimo ausgemacht haben, der sich im ewigen Eis kaum solchen Gefahren aussetzen musste?
Und schließlich, was war mit „Hiroshima my love", die 1945 mit dem Atombombenabwurf und den Folgen in die Geschichte einging? Krieg hat immer bei Menschenmassen Stress ausgelöst und damit zur Verbreitung von Epidemien beigetragen.

Aber auch in unserem modernen Leben sind wir zahlreichen, oft unsichtbaren Gefahren ausgesetzt, denken sie an Elektrosmog.
So gesehen, muss uns die Zukunft unserer Gastritischen und duodenalen Systeme besonders düster erscheinen. Wir können eigentlich nur auf unsere eigene Mutationsfähigkeit hoffen, es ist eine Frage der Reorganisation unseres genetischen Codes.
Der zweite Faktor bei einer Infektion ist der Kontakt mit dem Infektionserreger, der offensichtlich sein kann oder versteckt oder in Vergessenheit geraten. Ich erinnere mich an die Geschichte eines Doktors aus Pietermaritzburg. Erst nach einigen Monaten Behandlung erinnerte er sich, dass eine kleine Narbe an seinem rechten Arm von einer Jahre zurückliegenden Biopsie stammte. Die Biopsie hatte eine Hautschwellung von 4 mm im Durchmesser aufgrund eines Insektenbisses festgestellt.
Die Symptomatologie markiert eine Seite unseres Polygons. Nach einer Influenza bleibt dem Patienten eine Müdigkeit, die sowohl

physisch als auch mental ist. Es kommt zu unendlichen Kopfschmerzen, gegen die Schmerzmittel nicht helfen.
Sie treten häufig auf und zeichnen sich durch Druckschmerzen hinter den Augen aus. Wenn sie nicht nachts davon geweckt werden, bleiben sie doch in Bewusstsein der Patienten. Manchmal verbessern sie sich für eine Zeit nach dem Aufstehen und erlangen dann neue Stärke. Diese Situation hat eine logische Erklärung.
Der Schädelkasten besteht aus verschiedenen Knochenteilen, die unelastisch zusammensitzen. Unmöglicherweise werden in diesem Kasten einige Kapillarzellen von intrazellulären Organismen besetzt, die das Protoplasma zerstören.

Diese beschädigten Zellen werden als Schaumzellen benannt. Das macht sich besonders nachts bemerkbar, wenn die horizontale Schlafposition zu einer unzureichenden Drainage führt. Deswegen ist es oft der Fall, dass die Schmerzen sich zunächst verbessern, wenn der Patient aufsteht.

Ein weiteres seltsames Phänomen ist der Gedächtnisverlust bei vielen Patienten. Es ist erstaunlich, wie schnell jedes Gespräch unmöglich wird, wenn man ständig etwas vergisst und sich gezwungen fühlt, sämtliche Taschen mit nutzlosen Erinnerungsnotizen auf vielen kleinen Zetteln zu füllen. Es hilft alles nichts. Viele Patienten sind nicht einmal in der Lage, sich einfache Zahlenfolgen zu merken. Das wird zur unüberwindbaren Hürde wenn es darum geht, eine Telefonnummer zu wählen oder ein Bankkonto zu führen.

J.R. ein berühmter Sprecher von Radio 702, der Frauen schon durch einen Augenaufschlag weiche Knie bescherte, beschrieb in seinem Krankheitsverlauf das Gefühl, sein Gehirn wäre in einer Plastiktüte eingehüllt. Er konnte sich plötzlich an den Namen eines Gewerkschaftsvorsitzenden während eines Lifeinterviews nicht mehr erinnern.

Dieses Erscheinungsbild ist auf den Verlust mentaler Funktionen aufgrund der Sauerstoffarmut in den Gehirnzellen zurückzuführen. Unsere intellektuellen Möglichkeiten sind im höchsten Maße von der Lösbarkeit chemischer Elemente abhängig.

Diese chemischen Elemente begleiten jedes menschliche Lebewesen in seinem Dasein, beeinflussen unsere Sinne, und unsere Vorstellungsmöglichkeiten und beeinflussen uns im Guten und im Schlechten. Sie sind leider auch für Aggressionen verantwortlich. Einige Patienten entwickeln aber auch Depressionen, die entweder noch tolerierbar sein können oder auch schon nicht mehr.
Das beruht auf der Ausschüttung von Neurotoxinen, die durch intrazelluläre Erreger verstärkt beeinflusst werden.
Die Anwesenheit dieser Neurotoxine kann psychiatrische Erkrankungen auslösen wie Schizophrenie.
Aus dem Nichts hören diese Patienten Stimmen und nehmen Gerüche wahr bis zu Erstickungszuständen.

Willentlich oder unwillentlich rutscht der Patient in eine Welt voller Erscheinungen hinein. Ein weiteres spezifisches Symptom von Schizophrenie ist, Gefühle und Handlungen auf äußere Kräfte zurückzuführen, die oftmals irrational sind (Grüne Männchen, Ufos) Das beruht auf der Hilflosigkeit angesichts der Tatsache, die Kontrolle über das tägliche Leben zu verlieren.
Die Realität wird im Krankheitsverlauf zu einem erschreckenden und traumatisierenden Umstand. Viele Patienten flüchten sich in ein Traumdasein und transformieren ihre Wirrenvorstellungen in Stereotypenbewegungen.

Auch die Wortbildungsfähigkeit nimmt ab und wird zu einem unverständlichen Gestammel, ohne jeden Sinn für Außenstehende.
Für den Betroffenen gibt es jedoch keine Alternative mehr, um sich mit den eigenen Angstzuständen zu artikulieren.

Patienten in diesem Stadium erscheinen wie eine kaputte Schallplatte in einer Äußerungssequenz, sich ständig zu wiederholen.
Im Falle der Rickettsien verursachten Schizophrenie ist eine solche Psychose jedoch lediglich ein Symptom der Krankheit und darf nicht mit der Krankheit selbst verwechselt werden.
Historisch gesehen bleibt die Einschätzung von Schizophrenie als Krankheitsbild heterogen, was die Suche nach den möglichen Ursachen nicht erleichtert.

Normalerweise werden Schizophrenie Patienten mit Sedativen, Stimulantien, Beruhigungsmitteln oder euphorisierenden Mitteln behandelt, die dazu dienen sollten, die extremen Gefühlszustände auszugleichen.
Wenn alles nicht mehr hilft, greift man oft auf Wunsch der Familie zum scheinbar letzten Mittel, der Anwendung von Elektroschocks. Worin besteht der medizinische Sinn solcher Anwendungen?

Der Neurologieprofessor an der Universität von Löwen De Reymaker verglich diese Prozedur mit dem Versuch, einen defekten Wecker zu reparieren, in dem sie ihn auf den Boden werfen und darauf herum trampeln.
Es gibt keine Hinweise auf die Wirksamkeit von Elektroschocks. Meine Untersuchung zum Ursprung „dieser Therapie“ brachte zu Tage, dass es von den Nazis in Konzentrationslagern mit jüdischen Kindern experimentiert wurde, bevor, dass es medizinisch allgemein angewandt wurde.

In keiner der vorhandenen statistischen Studien konnte irgendeine physiologische Wirkungsweise von Elektroschocks nachgewiesen werden. Trotzdem wird es noch in vielen Ländern praktiziert.

Letztens behandelte ich einen Bauern, der an starker Müdigkeit und Depressionen litt mit Antibiotika. Er musste während der letzten Jahre viele Elektroschockbehandlungen ertragen. Vor meiner Therapie war er stumm und bettlägerig.
Es dauerte sechs Monate, um ihn zurück ins Leben zu bekommen, glücklich und aktiv, wenn auch unglücklicherweise alles was er sagte und tat, keinen Sinn machte und keinen Zusammenhang hatte.
Sein Gehirn war unwiederbringlich zerstört. Das erlebe ich bei vielen Patienten.

Maurice Ravel's Bolero gilt als brillante Umsetzung eines mathematischen Satzes in der Musik und trug zunächst den Titel Obsession eines Rhythmus.
Es wiederholt dasselbe Motiv wieder und wieder in einem ansteigenden Crescendo bis zur Grenze des physisch Ertragbaren.

Auch dieses Kunstwerk wurde in Konzentrationslagern zur Gehirnwäsche Gefangener missbraucht. Würden wir ernsthaft dieses Mittel als Behandlung für CFS einsetzen?
Manchmal scheint es, dass Medizin und Gesetz denselben Zweck mit verschiedenen Mitteln verfolgen. Angesichts von Individuen, die nachweislich krank sind und gefährlich und gegen überführte Verbrecher benutzt die Gesellschaft dieselben Mittel, deren Berechtigung darin besteht, sich vor diesen Menschen zu schützen.

Normalerweise ist von solch einer Behandlung nur eine Minderheit betroffen. Viele meiner Patienten sind zum Opfer dieses gefährlichen Vorgehens geworden und vegetieren als Zombies in geschlossenen psychiatrischen Anstalten. Sie werden mit Tabletten und Spritzen willenlos gehalten, ohne eine Wahl zwischen Leben und Tod. All das im „Namen der Medizin.“ Aber es war nicht der einzige Irrtum im Laufe der Geschichte, wie das Beispiel der Latechlorosis zeigt. Der Name der Krankheit stammt aus dem Griechischen und bezeichnet die Farbe des Chlorofill. Die Krankheit befällt junge Mädchen, deren blässlich grüne Hautfarbe auf die Schwere Blutarmut unter der sie leiden zurückgeführt wird. Anfang des 20 Jahrhunderts wurde diese Krankheit mit Aderlass behandelt.

Aderlass war das Standardmittel gegen viele Erkrankungen. Man nahm an, dass der menschliche Körper 11 bis 12 Liter Blut enthält. Deshalb ließ man Menschen zur Ader und zapfte Ihnen bis drei Liter Blut ab. Zum Beispiel bei Fiebererkrankungen, weil man der Ansicht war, dass ohne Blutentnahme der Druck des heißen Blutes zum Explodieren der Gefäße führen würde. Zum Schröpfen benutzte man gläserne Schröpfköpfe oder Blutegel, die bis in die 1960er Jahre in jeder Apotheke erhältlich waren.
Die Blutegel wurden in ungefiltertem Wasser aus Seen und Flüssen aufbewahrt. Auf dieser Weise wurde eine maximale Menge an Mikroben an jedem Patienten verabreicht.

Auch das Kindbettfieber wurde von unwissenden Medizinern von Bett zu Bett weiter getragen, da man sich den einfachsten Regeln der Hygiene nicht bewusst war.

Aber jetzt genug von jatrogenischen Krankheiten. Vergessen wir zunächst die Fehler der Vergangenheit und wenden wir uns der Gegenwart zu. - Carpe Diem.

CFS stellt ein Menu dar oder genauer gesagt die Diagnosis eines Menus. Deshalb lassen Sie uns zunächst die Symptome betrachten. CFS Patienten leiden oft unter heftigem Nachtschweiß. Sie wachen auf Mitten in der Nacht mit klebrigem Haar auf der Stirn und nass geschwitzt. Viele leiden unter dem typischen Geruch, der ihr tägliches Leben beeinflusst.
Im Gegensatz trocknen die Augen zunehmend aus, werden rot und entzündet. Hinzu kommt, die zunehmende Lichtempfindlichkeit.
Sie müssen jeden Tag Augentropfen nehmen. Mund und Rachen werden rau als hätten sie den sprichwörtlichen Frosch verschluckt. Die Ohren beginnen zu summen und pfeifen mit unerträglichen hohen Frequenzen. Wie schrecklich. können Schmerzen, die durch Geräusche verursacht werden sein?
Viele Patienten werden extrem geräuschempfindlich, so dass sie zum Beispiel keine Hifi Anlage mehr ertragen können, manche benutzen nur Kunststoffgeschirr und Besteck, weil sie das Kratzen der Messer auf den Teller nicht mehr ertragen können. Im Unterleib nistet sich ein pochender Schmerz ein, der sich nach einigen Tagen in dem Bereich unterhalb und rechts vom Nabel konzentriert.

Viele medizinische Akten und Unterleibe von Patienten werden daraufhin geöffnet und viele therapeutische Versuche werden gemacht, um diesen Schmerz los zu werden. Oft leiden CFS Patienten unter schlimmen Muskelschmerzen, obwohl sie keine schwierige Kraftübung machen und ohne äußere Einflüsse.

Die von Flüssigkeit aufgeschwemmten und aufgeschwollenen Gelenke bilden häufig auch ein Problem. In einigen Fällen nehmen die Gelenke eine violett- marmorierte Farbe an, wie bei einem Leichnam. In beiden Fällen ist es dieselbe Ursache: Den Mangel an Blutzirkulation in den Gefäßen.
Einige dieser Symptome werden zu einer ständigen Qual und treiben die Leidenden zu der nächsten Institution, dem Rheumatologen.

Er wird das verschreiben was ich nicht mag und was Sie sicherlich denken können: Das unvermeidliche Cortison.

Ich hatte einen Patienten in den frühen Sechzigern, der am ganzen Körper Schmerzen hatte und völlig erschöpft war. Der Arzt, an den er sich zunächst gewandt hatte, hatte versucht ihn zu beruhigen, in dem er ihn auf sein Alter und einige vergangene Motorradunfälle erinnerte. Tatsächlich hatte er sich auf dieser Weise mehrere Knochenbrüche zugezogen. Wäre ich der Meinung meines Kollegen gefolgt, hätte ich diesen Patienten nicht weiterhin untersucht, aber er bestand darauf, dass er ständig ein Gefühl der Schwere und Erschöpfung verspürte.
Unbewusst hatte ich vielleicht auch die Hoffnung, einen Menschen zu finden, der nicht krank war. Die biologischen Werte des Mannes zeigten aber Hinweise auf einer ganzen Serie von Infektionen. Es gab verschiedene Stränge von Rickettsien, Mycoplasmen und Bilharziose und seine weißen Blutkörperchen waren massiv unter der Norm.
Letztlich habe ich ihn wieder gesehen. Seine Schmerzen sind verschwunden und er platzt geradezu vor Energie. Die Anzahl der weißen Blutkörperchen hat sich wieder normalisiert und nach sechs Monaten Behandlung hat sich sein Leben vollkommen erneuert.

Bleibt die Krankheit unbehandelt, bilden sich bei den meisten Patienten neue Symptome heraus. Die Sicht verschlechtert sich aufgrund der fehlenden Schärfe, schwarze Punkte oder gelb orange Ringe, die das Sichtfeld durchlaufen, auch ohne, dass es unweigerlich zur Bildung von Multiple Sklerose kommt.

Diese Symptome lassen sich mit allen möglichen Sehhilfen nicht bekämpfen. Mein Vater war zuletzt fast völlig blind, eine Folge der angesammelten Entzündungen der Augäpfel, die durch Rickettsien Antikörper in der Bindehaut verursacht wurde.
Ich hatte einen Patienten, der morgens aufwachte und auf dem rechten Auge nur noch schwarz und weiß sah. Ich schickte ihn zu einer Untersuchung, die zeigte, dass eine Geschwulst am Sehnerv von einem Zentimeter Durchmesser bestand. Der behandelnde

Augenarzt schlug vor, das Auge operativ zu entfernen. Ich wollte lieber vorher eine weniger brutale Technik versuchen: Die Verabreichung von Tetrazyklin. Daraufhin verschwand die Geschwulst.

Menschen, die an chronischer Müdigkeit leiden, haben ständig kalte Hände und Füße und manchmal auch an Ohren und Nasen. Dieses wird auch als Raynaud Syndrom bezeichnet.

Ich habe schon Patienten gesehen, deren Hände so blass violett gefärbt waren, dass man es nicht übersehen konnte.

Ich erinnere mich besonders an den Fall eines jungen Mädchens mit einem hübschen zahnlosen Lächeln mit dem sie mir beschrieb, wie sie ihre Schafe auf dem Karoo Plains weidete. Sie war schon bei verschiedenen Ärzten, verschieden behandelt worden, unter anderem hatte man ihr alle Zähne gezogen wegen ihrer Kieferschmerzen. Ich habe die Hände anderer Patienten gesehen, die in allen Farben von rot über gelb zu purpur schillerten.

CFS Patienten entwickeln besonders leicht Hämatome aufgrund ihrer empfindlichen Blutgefäße. Eine Frau, deren Beine seit Jahren ständig mit blauen Flecken übersät waren verbesserte sich zusehends mit jeder Behandlung.

Noch länger dauerte es bis sich neurologische Symptome zeigten und erst nach einigen Jahren wurde die Diagnose auf Multiple Sklerose oder andere neurologische Krankheiten gestellt, wenn überhaupt. Möglicherweise leiden Patienten auch an Herzschmerzen und Kurzatmigkeit. In diesem Stadium wendet man oft den Valsalva Versuch zur Prüfung der Herzkreislauf Funktion durch. (maximale Bauchpressung unter Anspannung der Exspirations Muskulatur für etwa 10 Sekunden nach tiefem Einatmen)

Andere Patienten entwickeln zu diesem Stadium vorher unbekannte Allergien. Plötzlich erwachen Sie mit geschwollenen Augenlidern oder allergischen Hautreaktionen, die abhängig von der Temperatur auftreten oder verschwinden. Manchmal sind diese allergischen Erscheinungen so stark, dass sie alle anderen Symptome verdrängen. Diäten können hier nicht helfen. Antihistamine machen die Patienten nur noch müder als sie ohnehin schon sind. Das zentrale Problem bleibt die Erschöpfung.

Das Erschöpfungssyndrom (CFS)

Das schlagende Symptom, das Leiden, das das tägliche Leben am stärksten beeinflusst. Es ist ein Anzeichen für die zelluläre Sauerstoffarmut, die durch die Mikroorganismen im Zytoplasma verursacht wird. Sie verurteilt die Opfer zu einem besonders harten Schicksal. Schon das Aufstehen am Morgen wird zu einer Qual. Die Betroffenen umgeben sich häufig mit ganzen Arsenalen von Weckern, um überhaupt wach zu werden. Viele überkommt die Müdigkeit beim Autofahren, ohne, dass sie es vorher rechtzeitig bemerken. Das Arbeitsleben wird natürlich durch diesen Zustand stark beeinflusst. Selbst der stärkste Zuchthengst hat keine sexuelle Lust mehr, weder morgens noch abends. Dieses Vergnügen, das nur noch am Wochenende stattfinden kann, führt ebenfalls zu einer Qual.

CFS Patienten schleichen oft den ganzen Tag herum ständig auf der Suche nach einer Sitzgelegenheit oder einem Platz zum Liegen. Schulkinder können nicht mehr am Unterricht teilnehmen.

Stundenten müssen ihr Studienpensum reduzieren, Werktätige werden unfähig, ihren Beruf und ihre Karriere weiter voranzutreiben und zu erhalten.
Viele verlieren schließlich auf eigenem Wunsch oder gezwungenermaßen ihre Tätigkeit und kommen in finanzielle Bedrängnisse. Ihr gesellschaftliches Leben versickert im Sand. Freunde wenden sich ab und können die ständigen Klagen nicht mehr ertragen. Die Opfer finden zu nichts, außer den unbedingt notwendigen, mehr Kraft. Alles ist zu schwer.

Oft schaffen sie es nicht einmal mehr, die Wäsche aufzuhängen, nicht einmal mehr sich die Haare zu frisieren und schließlich wird es sogar zu schwer, den Arm einige Minuten hochzuheben.
Ihr ganzes Denken dreht sich nur noch darum, Energie einzusparen. Wundern sie sich nicht und machen Sie den Betroffenen keinen Vorwurf darauf, wenn Sie nicht einmal mehr Ihre Fragen beantworten. Dies geschieht nicht aus Abneigung oder Unhöflichkeit, sie wissen einfach nicht, was sie sagen sollen. Selbst wenn sie mental

dazu in der Lage sein sollten, wird selbst die notwendige Artikulation zu anstrengend.
Sie können 24 Stunden am Tag schlafen, ohne je ausgeruht zu sein. Sie schütten sich mit unglaublichen Mengen Kaffee voll oder mit völlig nutzlosen Energy-Drinks. Nichts geht mehr, nichts existiert mehr als ein riesiges schwarzes Loch. Währenddessen füllen sich ihre Medizinschränke mit unnützen Vitaminpräparaten.

Immer mehr versinken sie in ein scheinbares Stimmungstief für dessen depressionsähnliche Zustände die Verzweiflung über die eigene Erschöpfung verantwortlich ist.
Dabei gäbe es so viel zu tun: Haustiere müssen versorgt werden. Der Kühlschrank ist schon wieder leer. Das Auto muss zur Inspektion, das Leben ist ein einziger Abgrund.
Sie haben nicht einmal mehr die Kraft, sich laut über ihr Schicksal zu beschweren und wir können nicht weniger besorgt sein über die Unüberwindlichkeit ihrer Beschwerden.

Schlaf wird zum Dauerzustand, der immer mehr dem eines Komapatienten ähnelt. Manchmal bleiben Patienten über viele Tage in diesem Zustand ohne irgendeine Lebensäußerung in einer Steifheit, wie sie auch in verschiedenen Typhus Fällen vorkommt.
Aber sie sterben noch lange nicht. Wie ein Dieb hat die Krankheit ihnen alles entzogen.

Magnesium, Kohlehydrate, Sauerstoff, Freunde, Arbeit, Geld, Denkfähigkeit und schließlich sogar die Kraft, sich zu erheben. Aber es geht noch weiter. Weil die Erschöpfung wie eine Betäubung wirkt, kann niemand mehr den Kranken wecken.
Wenn dieser Zustand als manisch-depressiv mißgedeutet wird, wird er mit Narkoleptika, Zwangsjacken und Elektroschocks behandelt.

In Wirklichkeit ist ihr Zustand noch schlimmer und noch außergewöhnlicher. In diesem Stadium ist es nur noch eine Frage der Zeit, wann die Patienten schließlich sterben, wenn niemand sie rettet.

Muss es soweit kommen? Dürfen wir es soweit kommen lassen?

Viele CFS Patienten sind sowieso selbstmordgefährdet. Ich erinnere mich an den Fall eines Patienten, der in diesen Zeiten mich anrief und Tetrazykline verschrieben haben wollte. Das war in seinen Augen das beste Antidepressivum. Aber auch er hatte es nicht geschafft. Er starb, ohne eine Nachricht zu hinterlassen. Im Namen all dieser Kranken bitte ich jeden Leser hier in meinen Bemühungen im Kampf gegen Rickettsien zu helfen.

Die klinische Untersuchung bildet die dritte Seite des Polygons. Sie dient zur Feststellung der Symptome und offenbart ähnliche Muster, die von Patient zu Patient variieren.
Schon die Erscheinung und die Gesichtsfarbe ist oft signifikant: zementfarbig bis gelbgräulich. Das ist wiederum ein Anzeichen der mangelnden Durchblutung und des Sauerstoffmangels in den Kapillargefäßen. Oft ist die Wiederherstellung einer natürlichen Gesichtsfarbe eine der ersten positiven Folgen der Therapie.

Blutdruck und Puls der Patienten zeigen sehr niedrige Werte, manchmal ist der Pulsschlag kaum noch zu fühlen. Die Augen sind häufig auffällig rot geädert und trocken entzündet, was einem Anzeichen für die Sjögrensche Krankheit ähnelt.
Im weiteren Verlauf dieser Erkrankung trocknet auch der Zungenbereich aus bis die Sprachfähigkeit und das Schlucken verhindert werden.

Der entzündete Rachen zeigt eine leuchtend rote Farbe mit weißen Flecken. Die meisten Patienten klagen nicht darüber, weil das Gewebe nur dann empfindlich ist, wenn zusammengezogen wird. Die Mandeln und alle anderen Lymphknoten schwellen an und sind druckempfindlich.
Manchmal werden sie mit Biopsie untersucht, wobei sich aber eben nur die Tatsache der Entzündung feststellen lässt. Fisteln, die sich im Heilungsprozess bilden werden sich mit größter Sicherheit nicht ganz schließen lassen.
Jedes zweite Herz, das untersucht wird, zeigt Anomalien. Die Stethoskop Untersuchungen zeigen Murmeln, Klicken, Arythmie, die den Patienten beängstigen. Kardiologen bestätigen die Anomalien

und versuchen den Patienten zu beruhigen. Die vorgefundene Pathologie gilt als unverdächtig. Warum sollte man noch weitere Fragen stellen?

Geschwollene Milz findet sich nur selten. Sollte es aber der Fall sein wird die Milz operativ entfernt. In den häufigsten Fällen schmerzt die Fossa ileaca, die flache Mulde an der Innenseite der Darmbeinschaufel oder ist druckempfindlich. Die Leber ist ebenfalls oft geschwollen und empfindlich. Neurologische Anzeichen wie Gefühllosigkeit, Verlust der Reflexe, der Verlust des Muskeltonus und der Muskelmasse lässt sich von Zeit zu Zeit feststellen. Dermatologische Auffälligkeiten sind häufig und vielfältig. Sie reichen von Exzemen bis Psoriasis, erhöhte Pigmentierung bis hin zur Ulcusbildung, von einem heftigen Juckreiz bis zur Nesselsucht und zum Dermographismus.
Bei Dermographismus kann man auf der Haut des Patienten den Namen schreiben und dieser bleibt einige Minuten sichtbar.

Manchmal sind die Gelenke dauerhaft oder zeitweilig verformt. Die klinische Biologie vollendet das Polygon. Die folgenden Tests werden systematisch bei jedem Patienten durchgeführt. Bluttests setzen einen Schwerpunkt bei den weißen Blutkörperchen, die sich in der Regel in der aktiven Phase der Krankheit erhöht zeigen und im weiteren Verlauf der Krankheit erniedrigt. Auch die Anzahl der Blutplättchen ist oft verringert. Zur gleichen Zeit lässt sich oft leichte Anämie beobachten. Die Sedimentationsrate ist gewöhnlich erhöht. Die Untersuchung der Eisenwerte zeigt einen steilen Abfall der prozentuellen Sättigung. Eine Erhöhung der Eisenwerte zeugt oft von einer entzündeten Umgebung. Infektionserreger beeinflussen auch die Zuckerwerte.

Das zeigt sich besonders stark bei Diabetikern, deren Werte vor der Erkrankung mit CFS kontrollierbar waren. Die Leberwerte zeigen Anomalien in 70% der Fälle. Die Entzündung der Lymphknoten wird ggfs. untersucht. Die Nierenwerte scheinen nicht direkt durch die Infektion beeinflusst zu sein. Dasselbe gilt für die Schilddrüsenwerte. Die Werte der Schilddrüsenantikörper sind erhöht. Protein-

c-reaktiv, Antinukleare Faktoren und Rheuma Faktoren sind in der Regel nicht in Ordnung. Das gilt auch für Fälle in denen sonst keine rheumatischen Symptome auftreten. In den Fällen, in denen Krebs vermutet wird, werden die spezifischen Marker untersucht. Notfalls wird auch ein HIV Test durchgeführt. Darüber hinaus werden auch behandelbare Infektionen untersucht.
Dies beinhaltet die Suche der Antikörper gegen 5 verschiedene Rickettsien Antigene, vier verschiedene Chlamydien Antigene, ein Mycoplasma und die Schistosoma Antikörper für Bilharziose bei Patienten, die sich in Afrika aufgehalten haben.
Um die Rickettsien Antikörper festzustellen, benutzen wir den Mikro Agglutinationstest, für den wir folgende Antigene berücksichtigen: Rickettsia Prowazeki, Rickettsia Mooseri, Rickettsia Connori, Coxiella Burnetti (Q-Fieber Erreger)

Die spezifischen Stränge der Rickettsien Antigene werden direkt aus infizierten Zecken und anderen Arthropoden gewonnen. Zu diesem Zweck werden pulverisiert, dann homogenisiert und in das Peritoneum von Meerschweinchen, Mäusen, Hamstern, Kaninchen oder in befruchteter Eier injiziert, um kultiviert zu werden.
Die Antigene werden in einer Formalinlösung haltbar gemacht. Ein Tropfen des Patientenserums wird zu einem Tropfen der Lösung der bekannten Antigene auf einem Objektträger gegeben und gemischt. Bekannte Antigene werden benutzt, um unidentifizierte Antikörper aufzuspüren und reagieren auf diese bei der Agglutination. Der Objektträger wird getrocknet wieder angefeuchtet und nochmals getrocknet bevor, dass er mikroskopisch untersucht wird.

Ob die Agglutination stattfindet hängt nicht von einer persönlichen Interpretation ab, die Aussagefähigkeit des Tests beruht allein auf der Qualität der Antigene. Manchmal zeigt eine Variation der Antikörper Kurven die Reaktivierung eines schlafenden Krankheitsherdes oder mit anderen Worten gesagt die Anwesenheit einer chronischen aktiven Infektion.

Im Falle, dass der Test negativ ist, aber die Symptome die Krankheit wahrscheinlich erscheinen lassen ist es angebracht, den Test zu wiederholen, um Fluktuationen der Antikörper Levels deutlich zu machen. Tests können auch negativ sein, wenn Patienten mit Cortison behandelt werden oder wurden. Wie für alle möglichen Infektionen auch vorauszusehen, können positive Tests bei Patienten auftreten, die keine Symptome zeigen. (Giroud, Jadin 26% nach Drancourt) Wie Paul Giroud im Bullettin de la Societé de Pathologie Exotique von 1963 schlussfolgerte, anhand aller Daten ist der unbedingte Wert der Antikörper Level, der durch Laboruntersuchungen erhoben wird, festzustellen.

In Bezug auf ihren indikativen Wert bleibt die Mikro Agglutination außerordentlich hilfreich, wenn diese in Verbindung zu den klinischen Symptomen angewandt wird. Vergleichsstudien mit Immunofluoreszenz, Elisa und Mikro Agglutination wurden in J.B. Jadins Labor mit vergleichbaren Ergebnissen durchgeführt.

Wie bereits erwähnt, wurde mein Vater für seine Arbeit über Rickettsien mit dem Brumpt Preis des Pasteur Instituts ausgezeichnet. Der Test ist einfach verlässlich und deutlich, wenn gute Antigene verwendet werden. Ich bin mit diesem Test seit jungen Jahren vertraut. Dies sind die Gründe dafür, dass wir keine anderen Routinetests für Rickettsien in Süd Afrika verwenden.

Unsere nachrangige Beschäftigung mit behandelbaren Infektionen dreht sich um Chlamydien. Vier Antigene sind für die Diagnose wichtig. Erstens Chlamydia Q18, die zur Gruppe der Neo Rickettsien gehört: Diese verursacht unter anderem Fruchtbarkeitsprobleme bei Schafen, wie mein Vater in der Aufstellung seiner biologischen Ergebnisse dargestellt hat.
Bei Frauen könnte derselbe Erreger vergleichbare Probleme hervorrufen. Nichts desto trotz vermuten Gynäkologen, in solchen Fällen eher Stress als Ursache. Soll man daraus folgern, dass Schafe keinen Stress kennen und Frauen sich nicht mit Chlamydien anstecken können?

Der Mikro Agglutinationstest kann das herausbringen. Chlamydia Pneumoniae. Die Ursache chronischer Brustinfektionen. Chlamydia

Psittachi, die, wie ihr Name verrät, durch Kontakt mit Papagaien und anderen Vögeln übertragen wird. Chlamydia Trachomatis, die in allen Altersgruppen der Bevölkerung verbreitet ist, wenn sie auch als sexuell übertragene Krankheit gilt. Wenn diese Chlamydia bei Kleinkindern auftritt, kommt es vor, dass die Eltern für denselben Erreger negative Ergebnisse aufweisen. Unsere dritte Untersuchung in Bezug auf Infektionen richtet sich auf Mykoplasmen. Das Antigen Mykoplasma Pneumoniae ist das einzige heutzutage in südafrikanischen Laboren verfügbare Antigen. Für unsere letzte Routineuntersuchung, die Suche nach Bilharziose und die oben beschriebenen Chlamydien und Mycoplasmen Untersuchungen wenden wir uns and die Labore von Dr. LVR, wo Immunofluoreszenz Untersuchungen seit dem Jahre 2000 durchgeführt werden.
In neuerer Zeit hat er diese Technik auch auf die Untersuchung für Coxiella Burnetti eingeführt. Dadurch können wir Ergebnisse beider Laboratorien vergleichen, die in der Regel auch dadurch bestätigt werden.

Die biologische Untersuchung hat einen doppelten Zweck. Sie dient nicht nur dazu, den Erreger ans Licht zu bringen, sic erlaubt uns auch zu bestimmen, ob er am Leben und aggressiv in den verschiedenen Ebenen verschiedener Organe ist.

Ohne diese zusätzlichen Tests wären wir gezwungen, das Auf und Ab der Evolution der Antikörper zu verfolgen, was unmöglich ist. Es kommt fast niemals vor, dass alle möglichen Parasiten, die den Menschen als Wirt benutzen zu gleicher Zeit in einer aktiven Phase auftreten zu der ein Bluttest erfolgt. Wie soll man herausfinden, ob sie gerade tot sind oder sich in einem schlafenden Status befinden? Die Aufteilung der Antikörper bedeutet keine große Hilfe. IGMs sind geeignet, um aktuelle Infektionen und IGGs um vorhergegangene Infektionen nachzuweisen. Das erscheint theoretisch einleuchtend, aber erweist sich in der Praxis als konträr/gegenseitig ausschließend. Tatsächlich wenn Ansammlungen davon im Serum von Patienten, die einer antibiotischen Behandlung unterzogen werden vorhanden sind, beobachtet man eine Fluktuation der Werte in beiden Gruppen und besonders in der letzteren Gruppe.

Der Mensch und seine Parasiten bilden ein Ökosystem, das von vielen Faktoren abhängig ist, die die Ergebnisse von Bluttests beeinflussen können:

Das Alter des Patienten muss bei der Interpretation berücksichtigt werden. Die Zahl der Untersuchungen mit positiver Serologie wächst mit steigendem Alter, und die Ergebnisse sind nicht mehr sehr deutlich.

- Die vergangenen und aktuellen Umweltbedingungen müssen auch berücksichtigt werden, wie es sich bei den Beispielen des Farmers und seines Bruders in der Stadt gezeigt hat.

- Die mögliche gleichzeitige Präsenz von Bakterien, Viren und anderen Parasiten muss beachtet werden.

- Die körperliche Aktivität kann jedenfalls den Immunstatus beeinflussen. Dasselbe gilt auch für die Ernährung, für die Einnahme von Vitaminen und von Arzneimitteln oder Drogen, wie Entzündungshemmer, Antibiotika oder Cortison, die das Immunsystem außer Kraft setzten.

- Diverse Traumas müssen berücksichtigt werden, sowie auch die Jahres- oder Tageszeit, die auf die Verbreitung und Produktion von Antikörpern Einfluss haben können.

Während also die Zeit vergeht, sind wir nicht in der Lage eine sichere Diagnose ohne Berücksichtigung unserer vier Punkte zu stellen. Zum Beispiel es ist nicht der Bluttest und auch nicht die Geschichte der Erkrankung oder auch nicht die Symptomatik des Patienten, die mich dazu führt, auf eine Entzündung auf der Herzebene oder im Bereich des rechten Darmbeins zu schließen.

Genauso wenig kann ich anhand der Untersuchung der klinischen Symptome auf eine Erhöhung der Schilddrüsenantikörper schließen. Die Höhe der Antikörper für epidemischen Typhus gibt mir keine Anhaltspunkte darüber, wie viel frische Milch der Patient am

Tag zu sich nimmt und schließlich wird auch die klinische Untersuchung allein mir nicht helfen zu verstehen, warum ein Patient, obwohl er schwer krank ist, nicht mehr als sehr geringe Antikörper aufweist.

Die Benutzung meines Untersuchungspolygons hat mir eine diagnostische Methode erschlossen, die auf den klassischen medizinischen Lehren beruht. Ich habe mich sozusagen auf meine ländliche Herkunft besonnen und habe klugerweise auf neue Ansätze verzichtet. Ich habe mich nie mit Iris Diagnostik, mit Reflexologie und mit Pendeln auseinandergesetzt, nie mit Untersuchungen, wie sie im praktischen Labor an frischem Blut vollzogen werden, die phantastischen Bilder wie aus einem Science Fiktion Film hervorbringen, die auf Computer Screening basieren oder auf der Analyse unserer Haare, um unsere verschiedenen Mängel herauszufinden usw. Dadurch würde ich mich nur ablenken lassen.

Nachdem ich eine Diagnose eingeführt habe, die sich auf gute Qualität von einigen Laboren stützen kann, habe ich eine effiziente Behandlungsart herausgefunden, die bekannt ist für ihre Effizienz und die mit normalen pharmazeutischen Medikamenten auskommt. Das ist gerade zu einem Muster von Traditionalität. Trotzdem wirft man mir in der südafrikanischen Medizinwelt vor, dass ich zu kontrovers sei und meine Methoden zu experimentell.

Ich hoffe, dass der Ausdruck, der von meiner guten Freundin Penny Forbes stammt, „Wenn du etwas tust, wirst du beschimpft oder verdammt, wenn du es lässt, wirst du genauso beschimpft oder verdammt“, wird in meinem Fall nicht zutreffen.

IX. Medizinische Behandlung

In diesem Kapitel erklärt Dr. Jadin ihre Therapie gegen Chronische Rickettsien Infektionen, die auch für eine Chronische Borrelien Infektion wirksam ist und erklärt die medizinischen Zusammenhänge und die Grundlagen ihrer intrazellulären Schaukeltherapie mit Antibiotika.
Dabei stellt sie die Therapie auch durch Beispiele vor und erklärt, wie es ihr gelang, mit dieser Therapie schwierige Fälle zu heilen. Sie beweist, dass die Vorurteile gegen die Einnahme von Antibiotika nicht fundiert sind.

Diagnose und Behandlung rechtfertigen sich gegenseitig. Um das klarzustellen habe ich das Buch geschrieben.
Meine Behandlung ist keineswegs unausgegoren, sondern hat sich als effizient und sicher erwiesen. Auch wenn manch einer immer noch daran zweifelt, ist sie tatsächlich in der Lage, die Gelähmten wieder gehend zu machen, den Besessenen die Dämonen auszutreiben, die Blinden sehend zu machen und die Erschöpften wieder zu Atem kommen zu lassen.

Es ist kein Wunder, sondern eine medizinische Therapie. Es ist kein Pokerspiel, ihre Anwendung beruht auf empirischen Tatsachen und wird durch die Struktur der Infektionserreger und durch die Schäden bestimmt, die die Erreger dem menschlichen Körper als Ganzes zufügen. Die Behandlung des CFS Syndroms zielt daraufhin, die Infektionsfaktoren, die diesen Status begleiten, zu eliminieren, ohne die begleitenden Symptome lindern zu können.
Zuerst einmal muss eine Liste aller bekannten Erreger aufgestellt werden, mag sie auch noch so unvollständig sein, so lange bis sie gerichtet werden kann an jene, die uns pharmazeutisch ausstatten. Um mit einem Heißluftballon in die Luft aufzusteigen reicht es oftmals schon etwas Ballast abzuwerfen.

Wenn es dem Körper gelingt, einen Teil der Parasiten loszuwerden, wird er wieder die Integrität seiner Funktionen zurückgewinnen können mit Ausnahme des Narbengewebes.

Wie kann diese Aufgabe erfüllt werden? Wie kann das Überleben und die Reproduktion dieser Fremdkörper in unserem Körper vermieden werden? Wenn sie uns verführerisch finden, geschieht das nicht wegen unserer schönen Augen. Es geschieht deswegen, weil die Struktur unseres Protoplasmas den eindringenden Erregern wie ein gelobtes Land erscheint. So stürzen sich hungrige Mäuler auf unser Blut, greifen unsere Membrane an und benutzen ihre chemischen Möglichkeiten, um unsere Physis zu durchdringen und sie verwandeln uns in ein vollständig besetztes Land.
Die Frage ist nur, wie können wir uns vor diesen Angriffen schützen, ohne die Struktur unseres Gewebe zu verändern. Kann das geschehen, in dem wir Vitamine, Nahrungszusätze, Mineralien oder Proteine zu uns nehmen?
Das würde uns zweifellos bereichern, aber macht uns für diese Erreger nur umso attraktiver. Man kann das vergleichen mit einem Garten, der von Unkraut überwuchert ist und dessen Besitzer durch Düngemittel die Blumen wieder gedeihen zu lassen versucht. Es geschieht aber genau das Gegenteil, d. h. dass das Unkraut umso besser wächst.

Ein guter Gärtner wäre sich der Tatsache bewusst, dass er zunächst das Unkraut jäten muss. Diese Lösung erscheint uns offensichtlich, aber die Frage wäre vielleicht sehr viel schwerer zu beantworten, wenn sie in Form eines Multiple Choice Tests gestellt würde. Zum Beispiel wäre es gut, ein Prototyp für eine balancierte Diät zu finden, die unsere körpereigenen Funktionen stärkt und Antioxidantien enthält, die uns gegen Freie Radikale verteidigen.

Das Ungleichgewicht wieder umzukehren kann auf keinen Fall schaden, und müsste eigentlich mit unserer physiologischen Kenntnis des menschlichen Körpers einfach durchzusetzen sein. Die Schwierigkeit beruht nicht auf unseren mangelhaften Kenntnissen, sondern auf einem Mangel an Daten.
Das, wessen wir uns an der Oberfläche gewiss sind, mag in einer zunehmenden Tiefe genau das Gegenteil bedeuten oder eben auch nicht. Bevor wir beginnen, unseren Stoffwechsel wiederherzustellen, müssen wir nicht erst versuchen, die Eindringlinge zurückzudrän-

gen? Sie zurückzudrängen mit ihrer Gier, mit den Unheil bringenden Endotoxinen mit denen sie uns ersticken.

Es muss die Produktion von ATP heruntergefahren werden, d.h. es muss die Zuckerdose verschlossen werden und der Energielevel muss heruntergefahren werden, um die Strategien der Erreger zu unterlaufen. Wenn Sie nicht das erhalten weswegen sie gekommen sind, werden sie die Arche Noah, die unser Körper ihnen bietet verlassen und verschwinden. Der erste Schritt dazu ist, unseren Stoffwechsel in den Winterschlaf zu bringen, bevor der zweite Schritt, die Austreibung der unwillkommenen Gäste, beginnen kann. Müssen wir uns dazu in Murmeltiere verwandeln?
Das ist nicht nötig, weil wir einen weitgehend perfekten Stoffwechsel haben, während diese darüber nicht verfügen. Wenn wir aufhören zu essen, werden die Erreger in ihren Aktivitäten verlangsamt und können während unserer Fastenperiode verhungern.
Fasten kann uns darüber hinaus von ungesunden Stoffen und von krankmachenden Dingen befreien, die wir in uns angesammelt haben. Dadurch werden nicht nur intrazelluläre Organismen vom Ernährungsfluss abgeschnitten, sondern sie werden sogar gezwungen das Zytoplasma zu verlassen, weil dieses sich nach einiger Zeit des Fastens zurückbildet.

(Dr. M. Kunde – University of Chicago 1923)
Dr. Kunde fand heraus, dass das gesamte Protoplasma erneuert wird, wenn es gelingt, das Körpergewicht um 45% zu reduzieren und wieder durch eine normale Diät zuzunehmen. Auf diese Weise werden die schlafenden Rickettsien, die sich im Zentrum des Protoplasmas verstecken, herausgetrieben.
In diesem Sinne wird der Körper, wie ein besetztes Land den Verlust einiger seiner Teile in Kauf nehmen müssen, einige durch den akuten Vorgang des Verhungerns und andere durch Erreichen des Zelltodes. Der Ausdruck Nekrose bedeutet auf Griechisch der Fall der Blätter. Es ist ein Mechanismus, der den Tod der Zelle einleitet. Dieser Mechanismus kann durch innere und äußere Signale in Aktion gesetzt werden. Das geschieht, um Eindringlinge zu bekämpfen. Selbst wenn der Gewichtsverlust nicht ausreicht, um das Pro-

toplasma abzubauen, bedeutet er für die Parasiten, eine Periode der Hungersnot.
Währenddessen kommt es zu einer Phase von Gluconeogenese in der der Körper eigene Proteine nutzt, um den Blutzuckergehalt aufrechtzuerhalten. Dann kommt der Körper in einen Zustand, der ihm erlaubt, das eigene Fettgewebe als Energiequelle zu nutzen. In allen meinen klinischen Beobachtungen habe ich festgestellt, dass meine Patienten sich während des Fastens grundsätzlich besser fühlen. Wie viele historische Persönlichkeiten können wir als Zeugen dafür zitieren?
Sokrates ebenso wie Platon, Jesus, Moses, Pytagoras, Mohammed, Buddha und Gandhi. Und nach ihnen taten ganze Nationen dasselbe. Dafür gab es verschiedene Gründe: Religion, Politik, Macht, Protestaktionen und die eigene Gesundheit. In prähistorischen Zeiten war das Fasten ein ständiger Bestandteil des Lebens.

Unsere Vorfahren kannten keine Supermärkte, Kühlschränke oder Konservendosen. Sie mussten in der Wildnis die Kräuter, Pflanzen oder Früchte, Insekten und andere essbare Tiere nutzen. Sie waren täglichen Hunger gewohnt. Hunger war ein Bestandteil ihrer Zeit. Das Krokodil frisst nur einmal in der Woche und fastet für den Rest der Woche. Dasselbe gilt für die Löwen in Südafrika und für Bären im Winterschlaf. Das Fasten ist ein Überlebensmechanismus, der sich anscheinend genetisch vererbt. Ein Mechanismus, den der Mensch heute vergessen hat, von dem er sich zu weit fortentwickelt hat, um noch ein Erinnerungsvermögen daran zu haben. Wer schert sich heute noch darum, ob Höhlenmenschen fasten mussten? Wir reden von einem Fasten, was nicht dasselbe ist wie Hungern, sondern ein Verteidigungsinstrument gegen Infektionserreger, die für das Aufbewahren von Nährstoffen nicht so gut ausgerüstet sind wie wir. Dieses Fasten ist eine natürliche Verteidigung gegen die Verbreitung von Krankheiten.

Hippokrates, die Vaterfigur aller Ärzte sagte, wenn wir die Erkrankten ernähren, ernähren wir auch die Krankheit. Kranke Tiere hören auf zu fressen, wenn sie krank sind. Instinktiv verlieren sie ihren Appetit. Was sagt uns unser Instinkt? Würden wir darauf hören wenn er eine weniger automatische Ernährung vorschlüge? So ähnlich wie bei den Pygmäen, die in aller Ruhe ihren monatlichen Elefanten verdauen; so ähnlich wie bei den Buschmännern, die ein stolzes und glückliches Volk sind und deren Götter schon seit undenkbaren Zeiten die vererbten Traditionen erhalten, zu diesen Traditionen gehört es auch, nur einige Male innerhalb des Monats zu essen ohne dafür ein Grund zu kennen außer dem physischen Wohlsein, der daraus entspringt.

Auch wenn Fastenspezialisten davon abraten, bei Tuberkulose, Krebs oder Nekrose zu fasten, ist die Möglichkeit einer Rickettsienbehandlung mit Fasten bisher nicht ausgeschlossen worden. Manche Patienten benutzen das Fasten als letzten Ausweg, andere benutzen es von Zeit zu Zeit als Mittel zur Entgiftung. Unsere Kenntnisse in diesem Bereich sind noch sehr jung.

Die Behandlung, die ich benutze und ich seit über 10 Jahren immer mehr verfeinere beruht in erster Linie auf gepulster und regelmäßiger Vergabe von Tetrazyklinen. Ihre Anwendung wird kombiniert und abgewechselt. Sie werden nie als Dauermedikation oder in geringen Dosen verschrieben.

Wie bereits oben erwähnt, reproduzieren sich Rickettsien intrazellulär, solange bis die Zelle platzt. Das dauert ungefähr einen Monat, dann gelangen sie wieder in den Blutstrom, wo sie auf Dauer nicht überleben können.
Also ist der Weg in die Zelle ihr ständiges Ziel und der Kreislauf beginnt erneut. An diesem Punkt befinden wir uns nach der ersten Antibiotikabehandlung. Die Behandlung hat die Zelle geleert, bevor die Membrane zerplatzten konnte. Erfahrungsgemäß befindet sich damit die Zelle wieder am Anfang ihres Zyklus. Es ist, als ob man den Zähler auf Null stellt. Im Folgenden müssen wir die Antibiotikatherapie in Rhythmus mit der durchschnittlichen Entwicklung des Zielobjektes für ungefähr 7 bis 10 Tage halten. Die Geschichten vieler Patienten illustrieren dieses Phänomen. Bei den Allermeisten zeigt sich ein erneuter Ausbruch der Symptome etwa am Ende der dreiwöchigen Intervalle zwischen den Behandlungen.

Ein Beispiel dafür ist das eines kleinen Jungen, dessen große grüne Augen seinen Gesichtsausdruck dominierten, während sein fragiler Körper unter einer Vielzahl von Parasiten zu leiden hatte.

Zuerst wurde eine atypische Muskelndystrophie, vermutlich genetischer Herkunft diagnostiziert. Nach einigen unschlüssigen Lungenbiopsien wurde er mit Cortison behandelt. Ein Ergebnis war, dass er von 30 auf 50 Kilo zunahm und sich nicht mehr über Schmerzen beklagte. Die verwirrten Eltern unterbrachen zu diesem Zeitpunkt die Behandlung. Der kleine Patient verlor wieder Gewicht und seine Gelenke schwollen wieder an. Voller Verzweiflung kamen die Eltern schließlich in meiner Sprechstunde. Dort sah ich ihn zum ersten Mal. Er konnte kaum gehen, jammerte vor Schmerzen und war schweiß gebadet. Seine Knie waren unglaublich dick und marmoriert und die Kniescheibe war durch das Gewebe deutlich sichtbar. Einige Zehen und Fingern waren violett gefärbt. Sein Herz schlug wild. Nachdem eine starke Multiinfektion mit Autoimmunfaktoren festgestellt wurde, erhielt er für mehr als ein Jahr eine Antibiotikatherapie. Mit jeder Behandlung wurden die Gelenke schmaler, während Schmerzen und Fieber zurückgingen. Dies geschah innerhalb 72 Stunden. Aber 3 Wochen später waren die Symptome wieder da, wenn auch nicht so stark wie vorher. Schließlich konnte er die Schule wieder besuchen und ein glückliches Leben führen. Da sein Bruder Karies hatte, begleitet er ihn zum Zahnarzt. Dieser Zahnarzt verdeutlichte die Gefahr der Einnahme von Tetrazyklinen für das Zahnfleisch. Er verkündete ihm, dass er Zähne verlieren würde, wenn er diese Behandlung fortsetzte. Die Aufgeschreckten Eltern, die auch die ständigen Rückfälle ermüdet hatte, suchten meine Sprechstunde nicht mehr auf. Nach wenigen Monaten kam er als Notfall zurück. Sein Unterleib war durch Flüssigkeit aufgequollen. Eine Untersuchung mit Hilfe eines Radiologen konnte eine Krebsursache ausschließen.

Eine weitere Unterleibsuntersuchung musste durchgeführt werden. Dafür überwies ich ihn zu einem Kinderarzt. Wie auch immer folgte er meinem Vorschlag nicht, sondern wandte ein starkes Entwässerungsmittel an und suchte in seinen Büchern nach einigen

diagnostischen Vorschlägen. Schließlich gelangte er auf Seite 1229 in Nelsons Kinderärzlichten Handbuch. Mit Erleichterung konnte ich dort die Wörter Schistosomiasis (Bilharzia) und Chlamydia unter den möglichen Erregern finden. „Nach unseren Untersuchungen hat diese Ascitis keine Ursache in der Leber, deren Funktion normal ist und auch ein Scan zeigte keine Ergebnisse. Dasselbe gilt für die Nieren und es gibt auch keine Herzbeschwerden. Es kann eigentlich nichts Infektiöses sein, fuhr er fort. Kein Krebs und kein Nierentumor und kein Tumor der Bauchspeicheldrüse konnte festgestellt werden, also konnte es sich nur um eine Autoimmunerkrankung handeln. Aber warum nicht um eine Infektion? Haben Sie nicht die Ergebnisse Ihrer Laboruntersuchung auf Chlamydia und Bilharzia gesehen? Es zeigt sich dort ein positives Ergebnis, antwortete ich mit einem Hinweis auf die Ergebnisse.
Unmöglich, gab er zurück. Sie haben ihn schon lange gegen Infektionen behandelt. Er müsste doch längst frei davon sein und ein so sauberer kleiner Junge wird sich auch keine Bilharziose im dreckigen Wasser zugezogen haben. Es muss sich um eine falsche Positivität handeln. Lassen Sie uns keine Zeit verlieren. Es wird ihm sofort besser gehen, wenn wir Cortison einsetzen. Daraufhin rief ich Dr. LVR, den Pathologen an.

„Nein ich versichere Ihnen. Es gibt keine Kreuzreaktionen zu Chlamydien und Schistosoma Antikörpern mit Autoimmunfaktoren. Senden Sie mir doch eine Probe für weitere Untersuchungen."
In einem letzten Versuch mit dem Kinderarzt zu reden, bekam ich schließlich den Vorwurf zu hören, dass ich meinen Vater zu sehr bewundern würde. In einem Alter von 10 Jahren erhielt mein Patient seine Kilo also zurück. Viele Tragödien werden innerhalb von Familien hinter geschlossenen Türen versteckt. Manchmal wird alles wieder gut und alle sind glücklich.
Während er in meiner Behandlung war, lernte er die Tochter meiner Haushaltshilfe kennen. Ihre medizinischen Lebensläufe waren sehr ähnlich und ich hoffte, dass ich dadurch, die Eltern dieses Patienten vielleicht beeinflussen könnte. Fünf Jahre vorher hatte sie Fieber Anfälle, rheumatische Schmerzen und starken Gewichtsverlust. Sie war sich sicher, dass sie an Aids erkrankt wäre und verlies

die Gegend. Als ich herausfand, was passiert war, bat ich ihre Mutter, sie zurückzurufen. Sie akzeptierte schließlich. Sie war kaum wieder zu erkennen. Ihre weit geöffneten Augen in ihrem zerstörten Körper waren leblos. Das kommt bei vielen sterbenden Leuten vor. Alles was von ihr übrig war, schienen ihre geschwollenen Knie und ihre ausgezehrten hexenartigen Hände zu sein.
Es war kaum möglich, ihr Blut abzunehmen, weil ihre Venen zusammenbrachen sobald wie sie im Kontakt mit der Nadel kamen. In der Ecke des Raumes saßen ihre Mutter und ihre einjährige Tochter und erwarteten die Ereignisse mit einer eingeübt duldenden hoffnungslosen Haltung. Die Ergebnisse waren schnell da: Keine Reaktion auf HIV. Die Hoffnung kam zurück. Die nächste Blutuntersuchung, wenn auch mit den gleichen Schwierigkeiten wie die erste sah nicht mehr wie ein Todesurteil aus.

Ich konnte mich wieder wissenschaftlich mit dem Fall beschäftigen und die Untersuchungen der Immunfaktoren R+C+M+B+ waren positiv und es zeigte sich darüber hinaus ein Mangel an Eisen und weißen Blutkörpern.
Von jetzt an behandelte ich sie sieben Tage pro Monat mit Tetrazyklinen für einen Zeitraum von drei Jahren. Sie erholte sich zunehmend und zeigte ein Abklingen der Symptome in umgekehrter Reihenfolge, wie sie im Krankheitsverlauf aufgetreten waren.

Nach drei Monaten konnte sie wieder laufen. Nach 6 Monaten konnte sie ihr Kind wieder tragen. Nach einem Jahr konnte sie ihr Kind wieder stillen. Jetzt kann sie wieder arbeiten und tanzen.
Die Verkrümmung ihrer Wirbelsäule ist noch sichtbar, ihre Knie sind nicht mehr so geschwollen, während ihre Hände noch gering verformt sind. Ihrem Lachen merkt man wiedergewonnene Lebensfreude an und ihre wieder weiß gewordenen Zähne erscheinen gerade zu wie eine Werbung für Tetrazykline.

Ich riet ihr dazu, mindestens drei Wochen im Jahr Antibiotika zu nehmen und zwar für den Rest ihres Lebens: Das deswegen, weil so ein neuer Schaden durch Wiedererwachen möglicher Infektionsnester vermieden werden kann.

Die gepulste Therapie dient nicht nur dazu, dem Entwicklungszyklus der Rickettsien zu begegnen, sondern auch dazu, die Widerstandsfähigkeit der Mikroben gegen Antibiotika zu minimieren.

Resistenzen gegen Antibiotika treten oft auf, wenn sie kontinuierlich eingenommen werden, vor allem in geringen Dosen und wenn sie allein verabreicht werden. Das wurde so von Giroud beschrieben. Dies ist der Fall, wenn wir Akne und Malaria behandeln, d.h. wenn Doxyclin und Minocyclin in geringen Dosen über eine Dauer von einigen Monaten verschrieben werden.
Dadurch wird die Akne verschwinden, die Malaria lässt sich kontrollieren aber was passiert wenn der Patient eines Tages eine intrazelluläre Infektion entwickelt? Deshalb sind wir der Meinung, dass eine höchstmögliche Dosierung von Tetrazyklinen mit der höchsten Konzentration im Plasma eingesetzt werden soll und nur unter Berücksichtigung der Widerstandsfähigkeit des Magens, bevorzugt zusammen mit weiteren Antibiotika, wie es von Paul Giroud und H. Floch vorgeschlagen wurde.

Wenn Antibiotika in einer höheren Dosierung über einen längeren Zeitraum eingenommen werden, werden nicht viele Erreger überleben. Aber einige wenige Überlebende, die mutieren und eine neue Generation von Supererregern heranzüchten, würden einen medizinischen Supergau bedeuten. Das bedeutet einen biologischen Alptraum. Ein weiterer Vorteil der gepulsten Antibiose ist, dass sie dem Körper Zeit gibt sich zu erholen und die Toxine abzubauen, die durch die absterbenden Erreger und die betroffenen Gewebe verursacht worden sind und dem Patienten die Möglichkeit, sich für den nächsten Antibiotikazyklus vorzubereiten.

Die hoch dosierte Antibiotikatherapie erfolgt natürlich immer innerhalb der Grenzen einer sicheren medizinischen Behandlung. Die Gefahr bleibender Leberschäden nach intravenöser Verabreichung von Tetrazyklinen wird durch die orale Gabe vermieden, außer im Falle einer Schwangerschaft oder eines Nierenversagens.
Diese Konditionen müssen vor der Behandlung ausgeschlossen werden.

Im täglichen Umgang mir oraler Verabreichung von Tetrazyklinen bleiben die normalerweise begleitenden Leberuntersuchungen in den durchschnittlichen Grenzen. Wenn sie sich vor Beginn der Behandlung als unnormal erweisen, verbessern sie sich stets während der Therapie und gelangen in fast allen Fällen wieder zu durchschnittlichen Werten. Fälle von Fettsäuren Depots wie sie beim Leberscan sichtbar werden, verschwinden meist innerhalb von 6 Monaten bis zu einem Jahr. (1 Fall mit Multiple Sklerose, 4 Fälle mit CFS (Chronischem Erschöpfungssyndrom)
Diese Ergebnisse erhärten noch einmal die gut dokumentierte Tatsache, dass Rickettsien und ähnliche Erreger weitaus stärker hepatotoxisch sind als Tetrazykline.

Die Toleranz des Patienten ist der Faktor, den wir in der Behandlung nie außer Acht lassen dürfen. Das gilt sowohl für die gastrische als auch für die allgemeine Toleranz. Nur selten ist die gastrische Intoleranz so stark, dass wir die Behandlung unterbrechen müssen, vor allem wenn der Patient einen Magenschutz benutzt, zum Beispiel Omeoprazol und die Therapie immer mit den Mahlzeiten einnimmt. Sollten trotzdem Probleme auftreten, genügt es normalerweise, die Dosis der Protonenpumpeninhibitoren während der Verabreichung der Antibiotika zu erhöhen.

Die allgemeine Toleranz gegenüber der Behandlung wird durch das Auftreten der Jarisch Herxheimer Reaktion angezeigt, die eine Reaktivierung älterer Symptome oder einer Verstärkung der Symptome während der Antibiose bedeutet. Das geschieht weit häufiger als die gastrische Intoleranz und ist weit aus unangenehmer.
Manche Patienten denken sie hätten eine neue Infektion, die einher geht mit starken Kopfschmerzen, Fieber und Muskelsteifheit. In einigen Fällen steigt der Blutdruck, bevor er schockartig absinkt. Um diese Reaktionen abzuschwächen ist es ratsam, Acetaminophen zu verabreichen.
Auch wenn viele Patienten während der Behandlung das Gefühl haben, dass sie sterben müssen, dauert dieser Zustand nie lange an. Ganz im Gegenteil hat dieses Gefühl einen besonderen diagnostischen Wert.

Es bedeutet, dass die Antibiotika ihr Ziel erreicht haben und ist ein Zeichen dafür, dass die sterbenden Mikroben in den Blutkreislauf gespült werden.
Manchmal kommt es parallel zu diesem Vorgang zu einer serologischen Reaktivierung, die den Anstieg der Antikörper im Blut widerspiegelt. Wenn die Antibiotika die Erreger aus den Zellen heraustreiben wird gleichzeitig das Immunsystem stimuliert.
Im Gegensatz zur homöopathischen Behandlung, die auch das Immunsystem stimuliert, besteht der Unterschied im Ursprung der Antigene. Wenn Antibiotika eingenommen werden, stammen die Antigene aus dem eigenen Körper. Dagegen werden bei homöopathischen Mitteln die Antigene von außen zugeführt. Die Herxheimer Reaktion lässt im Verlauf der Behandlung nach, da die Anzahl der Erreger abnimmt. Normalerweise verursachen nur die ersten drei Behandlungen stärkeres Unwohlsein.

Diese Reaktion ist vergleichbar mit der wenn Penicillin gegen Syphilis eingesetzt wird. Die Behandlung mit Penicillin wird durch eine massive Ausschüttung von Treponema ins Blut gefolgt, die eine systemische Antwort hervorruft. Lange blieb diese Reaktion an der viele Patienten starben nicht erklärbar. Herxheimer kam zu einer ebenso einfachen wie brillanten Erklärung: Ein Schock, der durch die Menge der sterbenden Erreger im Blut ausgelöst wurde, war dafür verantwortlich. Die Tetrazykline während der Behandlung werden aus verschiedenen Gründen dauernd gewechselt. Ein wichtiger Grund ist, dass Patienten mit verschiedenen Rickettsien Strängen, Mycoplasmen und Chlamydien infiziert sein können, die unterschiedlich auf die verschiedenen Tetrazykline und ihre Kombinationen reagieren. Das ist nur schwer in vitro nachzuweisen aber es ergibt sich deutlich aus der klinischen Praxis.
Wenn wir dasselbe Antibiotikum für längere Zeit einsetzen würden, kann der Parasit zu leicht resistent werden und die Behandlung dadurch erschweren.

Ein Kollege hat diese Tatsache beschrieben: Nachdem er exzellente Ergebnisse mit einem bestimmten Doxyclin erreicht hatte, musste er feststellen, dass weitere gute Ergebnisse ausblieben.

Ein weiterer Grund für die Rotation von Tetrazyklinen ist, dass nicht alle Patienten gleichermaßen auf diese und deren Kombinationen reagieren. Jeder Patient ist genetisch bedingt mit verschiedenen Arten von Rezeptorproteinen ausgestattet. Die Auswahl der Behandlung kann deshalb für jedes Individuum anders aussehen. Besonders deutlich wird das, wenn nach kurzer Zeit Veränderungen oder Rückfälle eintreten. Tetrazykline werden kombiniert mit Quinolonen, Makroliden oder Metronidazol, weil Rickettsiem, Chlamydien und Mycoplasmen heterogen auf die Wirkungsweise verschiedener Medikamente reagieren. Während eines Kongresses über CFS hatte ich eine Auseinandersetzung mit einem Kollegen, der schlechte Erfahrungen mit den Quinolonen gemacht hatte. Er glaubte, dies stünde im Gegensatz zu meiner Diagnose der Rickettsien Infektionen, weil Quinolonen normalerweise gegen andere Krankheiten eingesetzt werden. Es schien, als ob ich durch Heimlichtuerei meine Integrität in Frage stellen würde, obwohl mir die Fakten Recht gaben. Wieder einmal musste ich mich wundern, dass überall irgendjemand etwas an meiner Methode auszusetzen hat, obwohl deren klinischen Erfolge außer Frage stehen.

Die Behandlung muss mehrmals wiederholt werden. Dafür gibt es verschiedene Gründe. Von Natur aus haben die Erreger ein langsames Evolutionsprofil in dem schlafende und eingekapselte Zustände sie vor der Antibiose schützen.
Andere Erreger vermehren sich aktiv im Zytoplasma der Zellen ihres Wirts und können so behandelt werden. Die schlafenden Formen müssen erst aktiv werden, damit wir gegen sie vorgehen können. Wir müssen uns vorstellen, dass zu gleicher Zeit überall in unserem Körper Rickettsien in verschiedenen Zuständen anwesend sind. Ein weiterer Grund für die zeitliche Ausdehnung der Behandlung liegt darin, dass jeder Zyklus dem Immunsystem hilft, eine effiziente Menge von Antikörpern bereit zu stellen (Dazu vgl. Legags Arbeiten). Dass die Länge der Krankheit gerade eine verlängerte Behandlung fordert, stimmt allerdings nicht immer. Manche Patienten, die lange krank waren, erholen sich innerhalb weniger Monate, während Patienten, die seit kurzer Zeit erkrankten manchmal Jahre brauchen, um sich zu erholen.

Es gibt noch immer zu viele unbekannte Faktoren der Krankheit, die zu berücksichtigen sind.
Wenn wir eine schnelle Erholung feststellen, können wir davon ausgehen, dass unsere Diagnose der Rickettsien und Para Rickettsien Infektionen sehr genau war. Im Falle eines langsamen Behandlungsverlaufs müssen wir die Präsenz weiterer Parasiten vermuten, noch fehlen uns die Kenntnisse, um die Effizienz der Behandlung zu verbessern. Diese Verbindung ist manchmal schwierig oder sogar unmöglich herauszufinden. Denken wir nur an Rickettsien innerhalb der Vakuole, die von Antibiotika nicht erreicht werden können und nur zu bestimmten Zeiten frei werden. Das hat in der Regel Anzeichen einer Reinfektion oder eines Rückfalles zur Folge. Um die Antibiotika sinnvoller einzusetzen fügen wir verschiedene Hilfsmittel zu. Antimalaria Mittel machen einerseits die Symptome erträglicher, andererseits verbessern sie die Widerstandsfähigkeit gegen Autoimmunkrankheiten, die die Rickettsien Infektionen begleiten. Das zeigen die Ergebnisse deutlich innerhalb von zwei Monaten.

Christopher Columbus beschrieb diese positive Wirkung bei Mitgliedern seiner Mannschaft, die gegen arthritische Schmerzen einen Sud aus chininhaltiger Rinde benutzten.
Vielleicht war es derselbe Mechanismus, den später Ludwig der XIV benutzte, um mit Chinin gelöst in Wein oder Champagner seine Schmerzen zu lindern.
In seltenen Fällen kann es zu der Beschädigung der Hornhaut kommen. Dies kann vermieden werden, wenn entsprechende Kontrollen alle sechs Monate stattfinden.

Dieser Zustand ist reversibel. Oft werden Hilfsmittel wie Vitamin B eingesetzt, um den möglichen Mangel an diesen Vitaminen auszugleichen, wenn deren Produktion durch Antibiotika unterdrückt wurde. Acidophilus wird dazu eingesetzt, die Darmflora wiederherzustellen. Das ist besonders wichtig, wenn wir an die Weiterverbreitung von Candida Albicans bei Patienten in allen Chronischen Krankheitszuständen denken.
Probiotische Präparate auf Milchbasis werden mit gutem Grund nicht eingesetzt, weil sie die Absorption von Tetrazyklinen vermin-

dern. Cortison muss immer vermieden werden. Es ist ein brillanter und schneller Schmerztöter und ein Entzündungshemmer, ohne den einige Patienten nicht auskommen. Aber Cortison unterdrückt nicht nur das Immunsystem, was angesichts einer akuten Infektion besonders negative Auswirkungen hat, sondern löst im Laufe einer Langzeit Therapie eine ganze Reihe von irreversiblen Schäden aus.

Durch Experimenten mit Meerschweinchen hat man festgestellt, dass Cortison viele alte Erkrankungen neu hervorbringt, unter diesen auch Rickettsien Infektionen.
Außerdem steht Cortison in Verdacht, die Diagnosen auf Rickettsien zu fälschen, in dem es die Antikörpermenge herabsetzt. Einmal mehr möchten wir Aufmerksamkeit erregen für die viele Publikationen, die die Invasion unserer Gewebe durch intrazelluläre Mikroorganismen beschreiben, insbesondere

- Die Anwesenheit von Rickettsien und Chlamydien in der Cerebrospinalflüssigkeit von Multiple Sklerose Patienten (The presence of Rickettsien und Chlamydien in the cerebrospinal fluid of Multiple Sclerosis patients) (Legag, Jadin, 1962, 1986,Sriram, Mitchell, 1998
- Die Anwesenheit von Chlamydien in Fällen von Herzklappen, die ersetzt werden müssen (Shor in: RSA, 1992)
- Des weiteren die Publikationen, die herausstellen, dass Chlamydien und Rickettsien nicht nur aus der Mitralklappe und der Aortenklappe isoliert werden konnten, sondern auch bekannt dafür sind, Endokarditis, Perikarditis und Myokarditis zu verursachen. (Griest in Glasgow, 1963, Drancourt im Jahr 1990 Publikationen), die über Hauterkrankungen und Lungenentzündungen berichten und über den weitreichenden Einfluss dieser Erreger auf gynäkologische Probleme, um sie als Abschreckung zu benutzen für alle diejenigen, die solchen Patienten Cortison verabreichen, ohne zuvor, ihre serologische Antwort gegen von den Infektionen induzierte Antigene zu testen. Dieses ist aber gerade zu notwendig und sogar eine zwingende Voraussetzung, um die Wirkung der Behandlung zu erhalten.

Rickettsien verursachen Gefäßerkrankungen und ein gut abgestimmtes Übungsprogramm kann die kleinen perivaskulären Muskeln genau so gut in ihrer Funktion verbessern wie den größten unseres Körpers, das Herz. Um den Leser zu regelmäßigen Übungen zu ermutigen, kommt die Tatsache, dass Rickettsien Stränge in vitro besser wachsen, wenn sie in einer CO2 angereicherten Atmosphäre gehalten werden.
Diese Hypothese gibt den Übungen den Charakter einer wertvollen Verteidigungsstrategie gegen das Wachstum von Erregern, weil sie eine gute Sauerstoffversorgung herstellt als Gegengewicht zu Co2. Die so genannten Unterdruckkammern, die Sauerstofftherapie und die Ozontherapie basieren auf diesem Prinzip.

Die Annahme, dass Rickettsien am besten gedeihen, wenn der Zellstoffwechsel niedrig ist oder durch Mangel an Übung verlangsamt wird ist ein weiterer Grund, in Bewegung zu bleiben. Wie können wir das schaffen? Ich weiß, es ist nicht einfach. Aber es gibt viele Möglichkeiten.
Die Muskelzellen sind entzündet und infiziert. Wenn sie keine frische Luft erhalten, geraten sie in einen so starken Sauerstoffmangel, dass sie früher oder später daran sterben.
Wenn sie andererseits überbeansprucht werden, brechen sie zusammen und das ist zurückzuführen auf ihre schwachen Membranen, die keinen schnellen und einfachen Austausch von O2 und Co2 Elektrolyten und Abbauprodukten erlauben. Deswegen muss man den Mittelweg zwischen zu wenig und zu viel finden. Zum Beispiel durch kurze Übungen vielleicht zunächst ein Paar Minuten pro Tag und dann mit langsamer Steigerung 2 bis 4mal am Tag. Wenn das Herz schneller schlägt ist es schon der erste Sieg. Das sollte man solange aufrechtzuerhalten suchen, wie man es als angenehm empfindet.

So einfach kann es sein, ohne zu leiden. Wenn man nur sich davon überzeugt, dass es notwendig ist, kommt man auch voran. Zu Wissen, dass es nicht zu viel Zeit und Energie in Anspruch nimmt, erlaubt keine Ausnahmen. Schon wenig ist besser als nichts. Nur 5 Buchstaben reichen aus, um aus gewöhnlich außergewöhnlich zu machen. Jetzt ist man schon auf dem aufsteigenden Ast. Wir versuchen jetzt, den Punkt des Warmwerdens zu erreichen. Wenn wir uns gut damit fühlen, können wir versuchen, richtig in Schweiß zu kommen. Das ist der Punkt, an dem die natürliche Entgiftung stattfindet.

Die Muskeln sind in der Lage, denjenigen durch ihren Tonus, in ein wunderbares Gefühl zu versetzen: Hände und Füße erreichen wieder angenehmere Temperaturen und das Herz hört auf, schnell und rau zu schlagen. An diesem Punkt ist man soweit, die Zeit der Übungen auf 10 Minuten und dreimal am Tag auszudehnen. Wenn es noch nicht gelingt, darf man nicht aufgeben, denn der Erfolg ist sehr nah. Dann schließlich kommt der Tag, wo der Stoffwechsel wieder richtig in Gang kommt. Die Muskeln sind wieder sichtbar, es geht einem besser und man sieht auch gut aus. Es ist nicht notwendig, die Übungen weiter zu steigern, es sei denn, man fühlt sich danach, aber es reicht schon aus, um die Gesundheit zu erhalten.

Heiße Bäder sind ein gutes Mittel, um Toxine über die Haut auszuscheiden. Schon einige Minuten im heißen Wasser lassen die Hautporen sich vergrößern und gestatten den Giften mit dem Schweiß auszutreten.

Diese Toxine werden durch absterbende Antigene verursacht, die unter Einfluss von Antibiotika durch die Zellen freigesetzt werden. Deswegen besteht die Therapie auch zum größten Teil auch aus Antibiotikagaben.

Die von vielen gestellte Frage, ob Antibiotika gefährlich ist, kann man wie folgt antworten: Bevor man Antibiotika hatte wurden Infektionen mit Umschlägen aus im Urin eingelegten Kuhfüssen behandelt, die man durch Orangenblüten parfümierte. Damals überlebten die Patienten die Inkompetenz Ihrer Ärzte allenfalls durch ihre starke Kondition.

Abgesehen von Aderlass und Klistier gibt es für diejenigen, die Antibiotika ablehnen, noch Feuer und Stahl als Mittel, einen Abs-

zess zu kurieren, eine Wunde zu desinfizieren oder ein entzündetes Körperteil los zu werden.
Das sind „die natürlichen Mittel.“ Kann das Immunsystem durch Langzeitantibiose geschwächt werden? Es gibt bei diesen Arten von Infektionen keine große Wahl. Man muss wählen zwischen sich selbst und der Krankheit.
Ohne Eile sind die Erreger in der Lage, sich zerstörerisch auszubreiten jenseits jeder Vorstellung. Was für einen Auftrieb das Immunsystem durch den von guten Antibiotika verursachten Ausschuss zirkulierender Erreger erhält!

Der schlechte Ruf, den Antibiotika haben, beruht auf einem Missverständnis. Ohne sie wäre unser Immunsystem niemals in der Lage, unsere durchschnittlich mögliche Lebensspanne zu erhalten. Im Namen Antibiotika steckt der Begriff gegen das Leben. Aber das Wort hat auch ein Ende: Antibiotika bedeutet nicht das Ende unseres Lebens, sondern nur das Ende der Aggressoren.
Wenn man das im Hinterkopf behält, sollten die Antibiotika neu benannt werden: Wenn etwas „probiotisch“ ist, dann sie.

Antibiotika müssen aber richtig angewandt werden. Nicht gegen unkomplizierte virale Infektionen. Für Schnupfen sind sie das falsche Mittel. Tetrazykline insbesondere haben den Ruf, Knochen und Zähne von Kindern und auch von Erwachsenen zu schaden. Das ist ein Vorurteil. In der Tat kann die Einnahme jeder chemischen Substanz die Zähne verfärben, das gibt besonders für die Zeit ihres Wachstums. Weit mehr als Tetrazykline färben Süßigkeiten und Getränke mit Farbstoffzusätzen die Zähne.

Im Vergleich zur Naturmedizin wird der wirkliche Vorteil der Antibiotika nie herausgestellt: Antibiotika werden auf ihre Reinheit und Menge an Wirkstoff extrem stark kontrolliert.
Die tödliche Wirkung verschiedener chemischer Substanzen für den Fötus ist lange bekannt. Es wäre nicht zum Contargan Drama gekommen, wenn die Ärzteschaft die grundsätzlichen Gefahren bei der Behandlung von schwangeren Frauen stärker berücksichtigt hätte.

Es ist unbekannt, welche Schäden und Nebenwirkungen, die unzähligen Vitamine und Nahrungszusätze haben, die frei verkäuflich sind. Niemand untersucht das. Die Patienten, die Antibiotika Therapien erhalten werden jeden Monat in unserer Klinik untersucht. Ihre Symptome werden besprochen. Was können sie tun in einem Moment, wenn sie nicht mehr bettlägerig sind. Was für körperliche Übungen können sie machen? Ist es ratsam, Ihren Beruf wieder zu ergreifen? Müssen sie immer noch oder weiterhin auf ihre Symptome hören oder können sie beginnen, diese zu ignorieren? Sollten sie schon wieder Schulprüfungen machen oder lieber noch etwas warten. Dürfen Sie schwanger werden? Ist es ratsam in ein anderes Land zu ziehen?

Der Fortschritt des klinischen Bildes ist deutlich. Zu gleicher Zeit können Schmerzkiller, Antidepressiva, Beruhigungsmitteln, Cortison immer weiter reduziert werden. Angemessen zu der jeweiligen Lage wird alle 3 bis 6 Monate eine biologische Evaluation durchgeführt. Wie ich schon auf fünf internationalen Tagungen berichten konnte, normalisieren sich die Werte der weißen Blutzellen, der Leberfunktion sowie der Eisenwert und die Autoimmunfaktoren.
Das macht mich zuversichtlich. Auf der Grundlage der ständig durchgeführten Evaluation wird die Behandlung verlängert oder gestoppt. Es kann 3 Monate oder 2 Jahre oder noch länger dauern. Durchschnittlich müssen die Patienten mindestens 8 Monate kontinuierlich behandelt werden. Patienten mit Multiple Sklerose müssen die Behandlung für viele Jahre oder für ihr ganzes Leben fortführen, um die Reaktivierung schlafender Nester in ihrem unwiederbringlich geschädigten Narbengewebe zu vermeiden.
Menschen, die an Depression leiden, sollten die Antibiose wenigstens solange fortführen, bis sie ohne zusätzliche Antidepressiva auskommen.

Dasselbe gilt für die Cortisonpräparate, die bei Patienten mit Autoimmunerkrankungen angewandt werden. Die Patienten mit diesen Erkrankungen können oft schon nach erstaunlich kurzer Zeit die Einnahme von Cortison reduzieren. Von völliger Gesundung kann erst dann die Rede sein, wenn sie gar kein Cortison mehr brauchen. Viele Patienten mit hohem Blutdruck können schon nach wenigen

Monaten die Mittel gegen den hohen Blutdruck reduzieren, ohne, dass der Blutdruck wieder steigt.

Die Erklärung dafür könnte in der Tatsache liegen, dass Rickettsien Infektionen vor allem Gefäßkrankheiten sind, die eine Dysfunktion des Endothels bedingen, welche den hohen Blutdruck verursacht. Das Ziel der Therapie ist, ohne sie auszukommen, an einen Punkt zu gelangen, an dem nichts als die eigene Bemühung und der Wunsch, ein Leben nach eigenen Maßstäben führen zu können zählt: Ein Leben ohne Medikamente, ohne Schmerz und ständiger Sorge, in einem Körper und mit einem Geist, der eine Ebene erreicht, die über den Durchschnitt hinaus geht.

X Gesundheitserhaltung

In diesem Kapitel erklärt Dr. Jadin, was man beachten muss, um die Gesundheit zu erhalten. Neben medizinischen Faktoren spielt dabei das Gefühlsleben eine wichtige Rolle.

Nach der Therapie scheint es, dass die Krankheit ihre Opfer endlich entlässt. Aber die Genesung des Patienten hinterlässt Narben und sät Zweifel in das Bewusstsein. Es bleibt die Angst vor Rückfällen. Wie geht ein Patient mit seinem von der Krankheit ausgebrannten Gedächtnis um? Wird er es schaffen, seinen Weg zwischen den Stolpersteinen der Reinfektion zu finden? Wie geht er mit diesen schrecklichen Ängsten um?Wo ist er sicher? Gibt es einen friedlichen Fleck auf der Welt? Vielleicht!
Wir haben schon darüber gemutmaßt: Die Antarktis. Jedenfalls hat bisher niemand Rickettsien dort isolieren können. Viele gut gemeinte Bücher können einem helfen oder versprechen es zumindest. Regelmäßige körperliche Ertüchtigung, Diäten, Fasten, Yoga, Meditationen werden angeboten und können helfen. Mancher gewöhnt sich einen gesünderen Lebensstil an. Andere benötigen ständige Erinnerung an das ABC der Alltagshygiene. Es gibt kein Universalrezept. Weder für die Gesundheit noch dafür, das eigene Leben lebenswerter zu erhalten. Es gibt nichts Gutes, außer man tut es. Es gibt Situationen im Leben, bei denen der Vorsatz, sich gesünder zu ernähren und sich mehr zu bewegen allein nicht ausreicht.

Bei der Realisierung dieser Vorsätze gilt zu bedenken: Das Pensum eines Leistungssportlers kann für einen untrainierten Menschen schnell zu viel sein. Andererseits wird eine Sportlernatur, die sich krankheitsbedingt an einen ruhigeren Lebensstil gewöhnen muss, umso schneller körperlich und geistig abbauen. Aber wie lässt sich sonst der Zustand, über den hier gesprochen wird auf einen gemeinsamen Nenner bringen?

Der Mensch hat sich fast vollständig von der Schande seiner Abstammung emanzipiert, aber im innersten ist er immer noch ein Jäger. Auch wenn er heute im Supermarkt seine natürlichen Bedürfnisse stillen muss, ist er ein Jäger geblieben, der aus dem Training heraus ist und jetzt gezwungen ist, diese Disziplin wieder anzutrainieren. Können sie sich vorstellen, wie jemand, wie Winston Churchill auf den sicher vernünftig gemeinten Rat reagieren würde, Havanna und Scotch sein zu lassen, oder eine kleine runde Krafttraining zu machen?

Leben bedeutet mehr als Überleben. Maßstab dafür sollte sein, dass man sich gut fühlt und gerne lebt. Innerhalb seiner Möglichkeiten hat jeder Mensch das Recht, sich gut zu fühlen. Dazu gehören regelmäßige körperliche Ertüchtigungen, nicht oder zumindest wenig rauchen, mäßig zu trinken, gesundes und ausgewogenes Essen.

Auch wenn es gelingen sollte, den Status guter Gesundheit zu erhalten, ist man aber damit auch automatisch zufriedener? Vielleicht langweilt man sich ja zu Tode oder sieht sich in einer ausweglosen Lage. Dies wäre dann ein schlechter Schutz gegen die Krebsgefahr. Krankheiten lassen sich wenig von gesunder oder ungesunder Lebensweise beeinflussen.
Sind wir dann am Ende gar nicht die Herren unserer Selbst? Was können wir tun? Wie kriegen wir die Zellmasse, die uns ausmacht, geschützt?

Auch Planeten können untergehen. Wir sind von biologischen Prozessen abhängig, Obwohl unser Leben vom Tun und von den chemischen Reaktionen bestimmt ist, die dafür verantwortlich sind, das wir denken können. Können wir gar nichts tun, um unser Leben zu verlängern? Manchmal muss man seine Überzeugung ändern, um den Kontakt mit Bakterien zu vermeiden. Der Mensch sollte die Natur nicht herausfordern, sondern sich mit ihr arrangieren. Die Strahlung unserer technischen Umwelt mit Mobiltelefonen, Fernsehen, Haartrocknern und all den Satelliten, die uns umkreisen verbessert ganz gewiss nicht unsere Immunabwehr. Aber auch die neueste (bio-)chemische Erfindung aus den USA kann nicht die Erreger stoppen, die in aller Welt neue Epidemien hervorrufen, Auch die Jahrtausendealte Ginsengwurzel kann uns da nicht retten, kann unser Immunsystem nicht zu einer Spezialmaschine gegen alle Erreger machen. Gibt es denn wirklich nicht das Wundermittel, zum Beispiel ein Spurenelement oder ein Vitamin, das uns unbesiegbar macht? So etwas wie der Zaubertrank, der es dem Comic Helden Asterix ermöglicht, die Römer zu schlagen? Ganz im Gegenteil, eine Behandlung mit Vitamin A könnte den Zeiger der Lebensuhr nur viel schneller laufen lassen und beschleunigt den Weg in Dantes Inferno.

Auch Zucker schadet, indem er die Parasiten stärkt. Ich hüte mich vor den Gefahren des Bionetworking zwischen unserem eigenen Körper und dem Erreger. Nicht umsonst ist die Ökologie, die sich mit den nicht belebten Faktoren unserer Umwelt befasst, die größte Disziplin innerhalb der Biologie. Natur hängt von Wasser, Luft und Erde ab,

Die Beziehungen zwischen biotischen und abiotischen Faktoren sind so vielfältig, so unvorhersehbar wie nicht manipulierbar. Jederzeit können ihre Faktoren einen gut gemeinten Diätplan in das Gegenteil verwandeln. Man könnte ebenso gut der eigenen Intuition oder der jeweiligen Mode folgen, was Nahrungszusätze angeht. Die einzige Information, die ich dazu geben kann ist, dass gewisse Mineralstoffe dazu führen können, dass sich unser Skelett nach dem Tod länger erhält!

Es ist einfach, die Umwelt zu überzeugen, dass Dein Weg der richtige ist, wenn Du Erfolg hast. Glück zu haben, lachen zu können, kann das eigene Schicksal stark beeinflussen, Ja die Fähigkeit zu lachen stärkt das Immunsystem auf genauso irrationale Weise, wie das Schicksal, ein Genie wie Mozart hervorbringen konnte. Endorphine, die unser Gehirn ausschüttet beeinflussen unser Leben auf wissenschaftlich nachweisbarer Weise.
Ein anderes Mittel, um weg von unserem Irrtum zu kommen „sich gut fühlen, heißt auch gesund sein" ist die Untersuchung von Stress. Das bedeutet nicht stressige Lebensumstände sondern die körperliche Antwort auf solche Faktoren. Stress bringt unser Immunsystem ins Ungleichgewicht, indem es den Körper veranlasst, Hormo-

ne auszuschütten, die die Erscheinung und Tätigkeit der T-Zellen beeinflusst. Etwas positiv zu betrachten, die dunklen Bilder in unserem Unterbewusstsein ausblenden zu können, ist eine Frage unserer Haltung, ist unsere Attitüde, die stärkeren Einfluss als jede pharmazeutische Rezeptur hat. Alles Vitamin C der Welt kann gegen ein schlechtes Selbstwertgefühl nicht ankommen.

Die eigene Gesundheit nach einer langen Therapie aufrechtzuerhalten ist nicht nur eine Sache der eingenommenen Medikamente sondern hängt von der Beziehung des Patienten zu sich selbst und seiner Umwelt, zu seinen menschlichen Beziehungen ab. In ausgewogenen menschlichen Beziehungen zu leben, eine zufriedene Partnerschaft, gute Freunde zu haben, wo Geben und Nehmen selbstverständlich sind, eine gute Arbeit und eine zufrieden stellende Aufgabe in der Gesellschaft kann einen Menschen nur stärken und somit auch seinen gesundheitlichen Zustand nach der Therapie.

XI. Rückfälle

Dr. Jadin beschreibt hier die Gefahr der Reaktivierung und Neuinfektion.

Selbst bei einer erfolgreich durchgeführten Therapie darf man die Gefahr von Rückfällen nicht unterschätzen. Die Verhinderung von Rückfällen wird dadurch erleichtert, dass man sie so schnell wie möglich erkennt. Rückfälle haben zwei Ursachen: Neu Infektionen aus einer neuen Quelle oder Reaktivierung einer alten Infektion. Rickettsien und Para Rickettsien gehorchen einer biologischen Uhr. Sie erlangen neue Stärke, so wie die Jahreszeiten gehen und kommen, sie sind extrem saisonale Krankheiten, d. h. sie folgen eigenen gesetzmäßigen Zyklen.
Wenn ich erkläre, dass Rickettsien und Para Rickettsien vor allem im Frühling und Herbst auftauchen, dann werden Einige mir das nicht ohne weiteres glauben. Obwohl wir als Menschen uns in unserer Entwicklungsgeschichte verfeinert und weiterentwickelt haben, können wir uns diesen Zyklen nicht entziehen.

Was wissen wir über diese Kräfte, die unseren Planeten bewegen? Ist es ein Zufall, dass wir in derselben Zeit achtmal Atem holen, den das Meer braucht, um sieben oder acht neue Wellen hervorzubringen, nämlich ungefähr eine Minute? Kann es sein, dass beide Phänomene auf einer gemeinsamen Kontrollinstanz beruhen? Warum geschehen die meisten Selbstmorde im Herbst? In Afrika nennt man sie Oktoberselbstmorde und man vermutet einen Zusammenhang mit dem Ausbleiben der Regenzeit. Aber vielleicht ist dieser Gedanke verführerischer, als den Ausbruch von Rickettsien in dieser Jahreszeit und die Mengen von Neurotoxinen, die sie in den Kreislauf der Patienten entlassen als Ursache in Betracht zu ziehen. Es gibt weitere Beispiele für saisonal bedingte Erkrankungen im Bereich der Fischzucht.

Um die Reproduktion der beliebten Koi-Karpfen zu optimieren, werden sie im März und Oktober mit Tetrazyklin Pulver zusätzlich gefüttert. Das macht man, um das Wachstum der Rickettsia Pisci

unter Kontrolle zu bringen, die auch bei Lachsen auftritt oder, um die Ehrlichia Rickettsie in den Griff zu bekommen. Jahreszeitliche Schwankungen beeinflussen sowohl die Infektionen als auch die Reaktivierung alter Infektionen.
Zecken, Läuse und Flöhe sind in ihrem Wachstum extrem jahreszeitabhängig. Dasselbe gilt für ihr infektiöses Material.

Einige einfache Ratschlage sind, um sich davor zu schützen: Den Kontakt vermeiden. Kleidung mit abwehrenden Stoffen zu behandeln nach Möglichkeit Hosenbeine in die Socken stecken, um den Zugang zu erschweren, nach Möglichkeit helle Kleidung tragen, um ihre Anwesenheit schneller zu erkennen, weiterhin vermeiden durch hohes Gras zu gehen oder sich direkt ins Gras zu legen, Wege unter niedrigen Büschen meiden. Haustiere müssen regelmäßig gegen Schädlinge behandelt werden und man muss in den Zeiten, in denen diese stark kontaminiert sind, diese nicht ins eigene Bett kommen lassen, sondern an feste Schlafplätze außerhalb des direkten Körperkontakts verweisen. Außerdem müssen bei Haustieren die Zecken und andere Parasiten unter Berücksichtigung der notwendigen Hygiene behandelt werden. (Handschuhe, Zeckenzange etc.)
Selbst dann verbleibt die Gefahr der Reaktivierung alter und unbemerkter Infektionsherde aufrechterhalten.
Jeder neue Zeckenbiss oder Mückenstich kann die Krankheit erneut in Gang bringen.

Protozoen dienen als Vektoren für Bakterien und Viren. Deswegen können Krankheiten mit dem Austreiben dieser Protozoen verschwinden.
Diese Protozoen können Kleintiere zerstören oder in schlechten Konditionen beschützen oder auch ihr Wachstum und ihre Reproduktionsfähigkeit unterstützen. Im Gegenzug benötigen einige Protozoen die Anwesenheit bestimmter Bakterien, um sich weiter zu entwickeln. Der Malaria Erreger Plasmodium benutzt bakterielle Aminosäuren, die von Moskitos produziert werden. In der Zellmembrane im Zytoplasma erhalten oder im Pseudozysten im Gewebe können sich vielfältige Erregerassoziationen erhalten, als asymptomatische Nachwirkung früherer Infektionen.

Sie bilden sich aus Kriegsveteranen, die den Bombardements von Antibiotika und Magensäureangriffen durch ihre verteidigende Membrane entkommen sind.
Diese viel beobachtete Tatsache ist für den Gondji Parasiten, der Toxoplasmose verursacht, wohl bekannt und wird als Endodyogenizität bezeichnet.
Vergleichbare Verhältnisse treffen auf viele Erreger zu, die vergleichsweise langsam wachsen wie Tuberkulose, Syphilis, Rickettsien, Chlamydien, Mycoplasmen, Borrelien, Malaria, Brucellen, Bilharzia, Babesien, Leptospirosis, Yarsinien.

In der Tat sind symptomatische Erkrankungen weniger häufig als asymptomatische, die Hülle solcher Zysten ist so wie die Membrane der Syphilitischen Gumma oder Caseum, die man bei Tuberkulöse antrifft widerstandsfähig gegen Antikörper, Antibiotika, Pepsine, Hydrochlorosäure usw.
In diesen Fällen können die Organismen überleben oder sich langsam weiter entwickeln über mehrere Jahre. Die Zerstörung einer solchen Membrane verursacht irgendwann einen Rückfall oder eine Reaktivierung der Krankheit.

Die Ursache dieses Prozesses kann begrenzt sein wie bei einem plötzlich auftretenden Augentumor, Gehirntumor oder beim so genannten Herzinfarkt, der in Wirklichkeit eine Folgeerscheinung eines infektiösen Prozesses ist. Der Zusammenbruch kann auch genauso gut total sein. Das erklärt, warum ein Mann, der an Multiple Sklerose leidet, plötzlich durch den teilweisen Verlust des Gehirnlimbus im Rollstuhl sitzen muss, während ein anderer einen akuten Rheumaanfall erleidet oder sich weitere Autoimmunerkrankungen herausbilden, wie bei einem Morbus Crohn Patienten, der seine Krankheit schon lange hinter sich gebracht hat und plötzlich operiert werden muss.
Ein weiteres gutes Beispiel für die Wiederkehr von Infektionen in verschiedenen Organen und verschiedenen Entwicklungsstadien wird durch die bekannten syphilitischen Gummas gebildet, die im Gehirn von Patienten auftreten, die seit Jahren nach einer ersten Infektion als geheilt gelten und unerwartet Demenzerscheinungen entwickeln.

Gleichermaßen kann Malaria ein Opfer 20 Jahre später plötzlich wieder befallen, indem eine neu auftretende Schwäche des Immunsystems ausnutzen wie zum Beispiel eine chronische Leukämie.

Wie schaffen es die Erreger so lange zu überleben? Wie können sie sich in dieser schlafenden Form so lange erhalten?
Unglücklicherweise haben solche zystischen Erscheinungen nicht dieselbe Antigenoberfläche wie die freien Formen, dadurch kann die biologische Diagnose nicht greifen. Gegen diesen Fall können wir uns nicht anders wappnen, als in dem wir ständig damit rechnen. Übermäßiger Stress, starke Viruserkrankungen, enger Kontakt mit Chemikalien oder Radioaktivität können solche Reaktivierungen antreiben.

Der wichtigste Faktor ist, den Feind so früh wie möglich zu erkennen und ihn sofort zu bekämpfen. Glücklicherweise ist das in der Regel weniger schwierig als bei einer Erstinfektion, weil das Immunsystem sich durch die vorangegangene antibiotische Vorgehensweise sehr gut an die Strategie erinnert.

Manchmal passiert es trotzdem unbemerkt und dann ist das Erwachen schrecklich. Aus diesem Grund sollte die Behandlung zumindest einige Male pro Jahr und zwar für das ganze übrige Leben wiederholt werden, besonders bei chronischen Patienten mit dem biologischen und klinischen Nachweis einer systemischen Infektionskrankheit, anstatt auf einem Rückfall zu warten.

XII. Zur Geschichte der Therapie gegen Chronische Infektionen

Mein Vater stammte aus Lustin, einem kleinen Dorf bei Namur, im Süden Belgiens. Nachdem er seine Facharztausbildung in Medizinischer Mikrobiologie in Louvain beendet hatte, begann er am Pasteur Institut in Tunis unter Charles Nicolle zu forschen, der 1936 den Medizin Nobelpreis erhielt.

Während dieser Zeit wuchs die Freundschaft zwischen den beiden, wie auch aus dem Briefwechsel zwischen dem Studenten und seinem Lehrer hervorgeht, in dem sie sich über ihre Arbeit und ihre Ideen austauschten.

Mein Vater bekam den Auftrag vom königlichen Institut Belgiens, die Blutgruppen und andere anthropologischen Parameter des legendären Pygmäen Volksstammes, der im leuchtenden Wald des Iruri Kongos lebte, zu studieren und schrieb diesbezüglich: Es sind ursprüngliche Wesen mit einer jahrtausenden alten Tradition und gehören scheinbar noch dem dunklen Zeitalter der Ahnen der Menschheit an.

Nach seinem bunten Aufenthalt in den Pygmäen entschied sich mein Vater, seine Arbeit in Rwanda und Urundi fortzusetzen, dort wo ich als sechstes von sieben Kindern zur Welt kam.
Er arbeitete dort und in Johannesburg in Zusammenarbeit mit dem Professor James Gear des südafrikanischen Institutes medizinischer Forschung.

Im Jahre 1956 wurde mein Vater Professor für Protozoologie und Hämatologie beim Institut für Tropische Krankheiten in Antwerpen, Belgien, wo wir dann lebten. Die Zivilisation hatte mich wieder. Zum ersten Mal war ich dem europäischen Stadtleben ganz ausgesetzt, das ich früher nur aus den Ferien kannte. Das große und schöne Haus in Antwerpen war zauberhaft, ich fühle mich aber wie erstickt von der nahen Stadt.

Mein Vater arbeitete auch für mehrere Monate in USA, am Pasteur Institut in Paris und Polen, in Griechenland und Ägypten. Während dieser Zeit seiner Karriere reiste er berufsbedingt weltweit und musste ca. 70 Reisen absolvieren. Meine Mutter war häufig mit ihm zusammen und manchmal durfte ich auch dabei sein.

Sein Enthusiasmus und seine Vitalität waren sehr anziehend. Er veröffentlichte ca. 500 wissenschaftliche Arbeiten, die meisten von denen in französischer Sprache. Er war entweder Präsident oder auf jeden Fall Mitglied aller europäischen Wissenschaftsgesellschaften in Paris, Brüssel, London, Athen, Moskau und Madrid. Er war zugleich Mitglied der amerikanischen Protozoologie Gesellschaft und galt als eine Autorität auf den Gebieten der Rickettsiosen und Neo-Rickettsiosen, Malaria, Trypanosomias, Toxoplasmose, Leishmaniose, Lepra und Amoeba.

Unter den Amoeben wurde eine Amoebenart nach ihm benannt. Aus diesem Anlass wurde ein Filmbeitrag in seinem Labor gedreht, das sich plötzlich kurzzeitig in ein Hollywood Studio verwandelte.
Er hatte bei dieser Gelegenheit das Glück Antoine De Remaux, einem Spezialisten für Wasserfilter kennenzulernen, der später ein enger Freund der Familie wurde.

Um diese Amöben zu erforschen hatte mein Vater seine internationalen Kontakte genutzt, um Wasserproben aus aller Welt zu untersuchen, einschließlich der in Frankreich so geliebten natürlichen Mineralquellen. Bei dieser Gelegenheit konnte er Amöben isolieren und seine Schlussfolgerung anlässlich einer Konferenz in Antwerpen 1973 war, dass von diesem Tag an er jedem nur raten könnte, nur noch Wein zu trinken (Academie Royale des Sciences d'outre meer 2000).
Er bekam viele Preise, zweimal 1935 und 1938 wurde er Preisträger des Wettbewerbs des Königlichen Belgischen Kolonialinstituts. 1946 erlangte er den Proden Preis der belgischen Gesellschaft für Tropenkrankheiten und 1962 den Wertrem Preis der Königlichen Akademie. 1965 wurde ihm schließlich der Marchoux Preis der Medizinischen Akademie von Paris verliehen.

Er wurde Offizier des königlichen Leopold Ordens und Oberoffizier des Kronen Ordens. Mit dem Alter von 91 bekam er als letzten Preis für seine Forschungen zu Rickettsien Erkrankung und für seinen Beitrag zum Mikro Agglutinationstest 1997 den Brumpt Preis.

Seine Kollegen waren zugleich seine Freunde, und oft trafen sie sich zu informellen Gesprächen bei uns zu Hause.
Erst im belgischen Kongo und dann in Antwerpen oder auf unserem Familiensitz in der Nähe von Namur.

Paul Giroud, Professor am Pasteur Institut in Paris entwickelte die erste Impfung gegen exanthemischen Thyphus und auch den Mikro Agglutinationstest für Rickettsien Erkrankungen. Fünfzig Jahre zuvor hatte er den Erreger Chlamydia Trachomatis isoliert, der Hauptursache von Erblindungen im warmfeuchten Klimazonen ist. Er war ein intimer Freund der Familie und mein persönlicher Intimus. Er nannte mich die Pariserin und ich genoss seine Aufmerksamkeit, seinen Humor und sein klares Urteilsvermögen, mit dem er alle schwierigen Sachverhalte so einfach erklären konnte.

Paul Legag arbeitete mit meinem Vater zusammen bei der Kampagne gegen das epidemische gelbe Fieber in Zentral Afrika und initiierte mit Erfolg eine antibiotische Therapie gegen Multiple Sklerose und ähnliche Zustände.
Die Therapie, die ich für meine Erschöpfungspatienten verwende, ist ein direktes Ergebnis seiner Behandlung. Wenn seine Veröffentlichungen heute gelesen werden, geben sie mehr den Eindruck, etwas den anderen beibringen zu wollen als eines altmodischen Papiers.

Maurice Mathis, sehr bekannter Entymologe (Insektenkundiger), Zeckenliebhaber und Autor eines wunderschönen Buches über das Verhalten der Bienen, war auch ein Freund meines Vaters. Er hätte niemals seine Zecken und Läuse im Stich gelassen.

Er wäre auch nie ohne seine Bienen gereist und wenn er uns besuchte, führte das früher oder später unweigerlich zu einem Mangel an unseren Vorräten von Fruchtsaftkonzentrat, das er benutzte, um optimale Verhältnisse in seinem Bienenstamm zu erhalten.

Pierre Vassiliadis war ein sehr schöner Mann, ein Grieche aus Athen, der leise sprach mit seinem griechischen Akzent, war ein brillanter Mann und Freund und als Leiter des hellenischen Pasteur Institutes tätig.
Es gab auch noch Professor Rud Geigy aus Basel in der Schweiz. Seine Briefe waren schon in der Post unverwechselbar, weil sie mit Tiermotiven verziert waren, besonders Wildschweine. Außerdem war Prof. Geigy ein Hundeliebhaber.

Ein anderer Freund meines Vaters war Professor Percy Cyril Garnham von der Universität London, ein bedeutender Protozoologe, der mir noch im Jahre 1991 schrieb, als ich meine Behandlung über Rickettsien mit Erschöpfungssyndrom Patienten startete.

Robert Deschiens, Direktor der Gesellschaft für exotische Pathologie des Institutes Pasteur in Paris war ein wirklicher Gentleman aus Frankreich. Er lud mich und meine Schwester in seine Ferienwohnung nach Nizza ein. Er versuchte uns Mädchen mit Superlativen zu beeindrucken, indem er uns in die teuersten Boutiquen, die exklusivsten Restaurants ausführte und stets die besten Schwimmbäder mit den höchsten Springtürmen auswählte und die Eissalons mit den allerbesten Eisspezialitäten.

Keith Vickermann war Facharzt und Spezialist für Trypanosomiarsis aus Glasgow, aber auch Ben Rashid vom Pasteur Institut in Tunis, der dasselbe Cafe in Tunis, das Café der Nattern in Sidi Bou-Said frequentierte.

Das war der Name eines indischen Spezialisten für Amöben, Corliss aus Amerika, Cerva aus der Tschechoslowakei, die italienischen Kollegen von der Universität Pisa Elio Rondanelli, Gan Piero Carosi und Massimo Scaglia, aus Korea Chim Thak Soh von der Yonsai Universität in Seoul, und viele mehr. Alle waren Berühmtheiten in den Bereichen der Infektionskrankheiten und Tropenleiden ihrer Zeit.

Es waren heitere, hochintelligente und strahlende aber zugleich tiefsinnige Persönlichkeiten- unglücklicherweise sind die meisten von ihnen nicht mehr am Leben. Da ihre Arbeiten fast ausschließlich auf Französisch publiziert wurden, möchte ich ihre wichtigsten Erkenntnisse der Welt, wenn auch nur in der stummen Form eines Buches mitteilen.

Wenn meiner Mutter manchmal die in dieser Gemeinschaft geschmiedeten Pläne allzu fantastisch schienen, genoss sie die Gesellschaft und beteiligte sich aktiv an den Diskussionen und aktuellen Projekten. Während der Sommerferien lernte ich die Technik des „Zeckenerntens“ zu vervollkommnen, in dem ich weiße Tücher durch das hohe Gras schleifte in einem gemächlichen, nicht zu schnellen, aber auch nicht zu langsamen Tempo. Das war die Grundlage für einen langwierigen Prozess, der manchmal zu einem Erfolg, etwa durch die Entdeckung eines neuen Stammes von Rickettsien oder Chlamydien durch unsere wissenschaftlichen Mitarbeiter führte.

Ich kann mich an Mathis erinnern, wie er seine lange Gestalt mehr als einmal unter unseren Esstisch zwängte, um eine seiner davongelaufenen Lieblingsläuse wieder einzufangen. Er trug sie nämlich immer in einem Verband um seine Beine mit sich, sodass er gezwungen war, immer in langen Socken herumzulaufen, um sie besonders behutsam zu füttern und ihnen immer Nahrung zuführen zu können, um ihnen ein optimales Lebensumfeld zu erhalten. Später erfuhr ich, dass diese Art und Weise in der ganzen wissenschaftlichen Parasitologie verbreitet ist, seit der 1632 geborene und 1723 gestorbene niederländische Naturforscher Antoine van Leewenbek das Verfahren im Selbstversuch als erster Wissenschaftlicher Läusezüchter einführte. Leewenbeek beschloss aus wissenschaftlicher Neugier, zwei weibliche Läuse in einer doppeltem Schicht Strümpfe für ein paar Tage mit sich zu tragen, „Zum Vergleich dazu, was arme Leute am ganzen Körper ihr ganzes Leben lang ertragen müssen“. Als er nach sechs Tagen zum ersten Mal den doppelten Strumpf, der das Bein unterhalb des Knies abschnürte, auszog sah er mit Schrecken und Verwunderung, dass ein Weibchen 50 Eier gelegt hatte, während das andere Verschwunden war und 40 Eier zurückgelassen hatte. Er sezierte das Weibchen und fand weitere 50 nahezu reife Eier. Diese Eier setzte er wieder in seine Socken und fand, zehn Tage später 25 lebende Läuse in unterschiedlichen Entwicklungsstadien vor. Zu diesem Zeitpunkt gab er allerdings zu, den Versuchssocken angewidert aus dem Fenster geworfen zu haben. Leewenbeek ist heute noch bekannt, weil er mit Hilfe von selbst geschliffenen optischen Linsen die roten Blutkörperchen entdeckte. Mit denselben Linsen entdeckte er auch die „lebendigen Wesen", die man heute als Spermatozoen bezeichnet. Nach ihm haben zahlreiche Züchter verschiedene Verfahren ausprobiert, eines davon, ein schmales Behältnis, das mit einem Bezug aus feinster Seide versehen war und wie eine Armbanduhr am Handgelenk getragen werden konnte.

Diese Methode wendete Rudolf Weigel (1883-1957), ein bedeutender Erforscher des exanthemischen Typhus bei seinen Versuchen in LUOW, heute Polen, an; 50 Mitarbeiter wurden dazu beschäftigt, 400.000 Läuse zu ernähren- 10.000 für jeden!
Das Problem besteht in dem Stoffwechsel der Läuse: Sie vertragen nur das Blut von Menschen und Menschenaffen; Indem man Menschen verwendet, spart man die teuere Haltung von Affen.
Nach dem Training bei Charles Nicolle hatte mein Vater das Glück, oft in der Krakauer Sebastianstrasse 6 zu verkehren. Bis zu seinem Tod hat er die wissenschaftlichen Kontakte nach Polen aufrechterhalten und von dort kamen die Antigene, die er für den Mikro Agglutinationstest brauchte.

In den frühen Sechziger Jahren publizierte mein Vater mit verschiedenen Kollegen seine Arbeiten über die Beziehung zwischen Rickettsien und Multipler Sklerose und weiteren, neurologischen Krankheiten. Zezette, eine Mischlingshündin war nicht nur ihr Maskottchen, sie trug auch einen extrem seltenen Rickettsienstamm in sich. Bis vor einigen Jahren wurde ihr Serum im Tropischen Institut in Antwerpen konserviert aufgehoben.
Meine Sonntagmorgensaufgabe war häufig, die rektale Temperatur von einer Horde stinkender, quiekender Meerschweinchen zu messen. Später erfuhr ich, dass Nicolle als erster eine Möglichkeit ge-

funden hatte, dies überhaupt zu tun. Die Methode, die ich dann auch praktizierte, besteht darin, das Thermometer so zu applizieren, das man an der Wirbelsäule und dem Rückrat der Tiere vorbeikommt- andernfalls würde das Thermometer im Leib der armen Tiere zerbrechen oder man kommt nicht tief genug, um die Temperatur abzulesen.

Bevor Charles Nicolle auf diesen Trick kam, glaubte man, Meerschweinchen könnten keinen Typhus bekommen! Im Labor meines Vaters wurden die Tiere in zwei verschiedenen Räumen gehalten- einem warmen und einem kühlen. Ich kam nie auf die Idee, meinen Vater nach dem Nutzen dieser Anordnung und dem deutlichen und immer gleich bleibendem Temperaturunterschied der Tiere in den beiden Räumen zu fragen. Der kalte Raum erzeugte immer höhere Resultate als der warme! Wenn ich mich auf meine manchmal konfusen Kindheitserinnerungen verlassen kann, galt dasselbe Phänomen für die Schimpansen im Laboratorium von Bukavu. Erst heute ist mir bewusst, dass die Kälte als Stressquelle diente und so das Immunsystem der Tiere schwächte.
Während meiner „Chirurgischen Ausbildung" spezialisierte ich mich auf das Chloroformieren von Ratten und Mäusen. Das ist eine äußerst delikate Angelegenheit! Das Problem bestand darin, das Gleichgewicht zu finden zwischen dem Hang der Versuchstiere, bei der Prozedur schlichtweg zu sterben und dem eigenen, einzuschlafen, wenn ich, nachdem ich ihre reglosen Körper auf dem Versuchsbrett fixiert hatte, das betäubende Gas mit einatmete. Ich musste dann ihre Milz entfernen, um den Immunstatus für die Forschungen meines Vaters vergleichen zu können.
Schritt für Schritt nahm die Diskussion über Rickettsien, Chlamydien, Tripanosoma, Toxoplasmose, „Cruzine", wie die alchemistische Suche nach einer magischen Substanz, einem Zaubertrank immer mehr meines Interesses in Anspruch.

Auf einem T-Shirt, das mein Vater von einem Kongress mitbrachte, war das Trypanosom als ein Gabelweihe dargestellt- darum irritieren mich bis heute die schrillen Schreie dieser Raubvögel, wenn sie am Himmel kreisen.

Im Jahre 1981 bin ich nach Süd Afrika gekommen, um meine Ausbildung als Chirurgin zu Ende zu bringen.
Vor hatte ich, nur ein Jahr zu bleiben und dann meine berufliche Laufbahn in Belgien fortzusetzen. Mein Mann begleitete mich. Er ist Facharzt für Pathologie und hatte eine Stelle am südafrikanischen Institut für Medizinische Forschung erhalten.

Wir hatten trotz vieler versprechender Angebote Belgien verlassen, ohne reelle Sicherheiten, wirklich in Südafrika, Fuß fassen zu können. In diesem Verfestigungsprozess unserer Arbeitslage bat uns mein Vater wie immer eine charismatische Lösung. Seine wissenschaftlichen Beziehungen waren einflussreicher als die Mitgliedschaft eines Rotary Clubs. Nach einem einzigen Anruf meines gottgleichen Erzeugers, lud uns Professor Gear zum Dinner ein. Mein Vater und dieser Mann waren alte Freunde. James Gear war der Leiter des südafrikanischen Institutes für medizinische Forschung gewesen. Dies war ein außerordentliches Glück. Dank seiner Hilfe wurde meinem Mann Patrick den Eintritt ins Medizinische Institut ermöglicht und ich konnte beim Coronär Krankenhaus sofort anfangen zu arbeiten.

Ich arbeitete dort drei Jahre, in denen ich die malayischen, indischen und anderen farbigen Kollegen besonders schätzen lernte, die alle unter demselben Dach gemeinsam arbeiteten in der Zeit des Apartheid Regimes. Bei den nicht gerade menschenfreundlichen Arbeitsbedingungen in einem brutalen und chaotischen Klima schloss ich Freundschaften mit Kollegen, die jenseits von Kategorien der Hautfarbe enger waren als die Beziehungen zu meinen eigenen Brüdern.

Unglaublich in Zeiten der Apartheid. Eine unmenschliche Lösung für ein Menschheitsproblem. Angst erzeugt Hass.
Selbst für mich, die ich mich nicht von dieser Situation beeinflussen lassen wollte, hatte das alltägliche Konsequenzen. Diese verstärkten noch meine angeborene Aversion gegen die Politik und ihre Vertreter. Meine Hautfarbe stellte mich von vorne rein in das Lager der Schuldigen. Das ganze Land nur aufgrund seines herrschenden

Regiments zu verdammen erschien mir kindisch. Ich habe nicht die Angewohnheit, Partei zu ergreifen. Meine Hilflosigkeit machte mich stumm, taub und blind. Im Privatleben versuchte ich soweit wie möglich, die gesellschaftlichen Konventionen zu ignorieren.
Die Patienten kamen zu Fuß zum Krankenhaus mit verschiedensten gesundheitlichen Problemen. Viele von ihnen hatten blutige Hieb- und Stichwunden aufgrund körperlicher Auseinandersetzungen. Die tägliche Gewalt war unglaublich hart.

Diese Wunden waren oft schmutzig und eitrig. Die Waffen mussten am Eingang abgegeben und in einem Korb aufbewahrt werden. Eines Tages war ich gerade dabei ein Formular auszufüllen, als ich den kalten Lauf einer Waffe in meinem Nacken spürte – ich hatte mich geweigert, die Waffe geladen zurückzugeben - Ein Menschenleben war damals nichts wert. Eines Tages passierte es, dass ein Mann, sich auf eigenen Beinen zum Krankenhaus schleppte obwohl in seinem Schädel ein Beil steckte.
Mein Kollege konnte gerade noch die wartenden Angehörigen verständigen, bevor dieser Mann auf dem OP Tisch verstarb bei der Entfernung der Waffe, die in ihm steckte.

Heutzutage haben junge Ärzte eher mit Wunden von Schnellfeuerwaffen zu kämpfen wie den allgegenwärtigen Kalaschnikows und HK 47. So wandeln sich die Zeiten und jeder hat seine spezifischen Merkmale.
Nach der Geburt meiner Tochter entschied ich mich, eine eigene Praxis zu eröffnen, in der Hoffnung, dass ich mein Berufsleben so in weniger spektakuläre Bahnen lenken konnte.

Mein Leben war ein einziges Auf und Ab. Aber die Lebensfreude lässt sich nicht unterkriegen. Mein Mann, der bis dahin ganz von seinem Job als Internist an Coronar Krankenhaus eingenommen wurde, übernahm meine Praxis. Einige Tage in der Woche arbeiteten wir noch gemeinsam. So kam ich zurück zur Chirurgie dabei die hermetisch abgeschlossene Welt der weißen Afrikaner. In diesen Tagen geschah es, dass ich bei meiner Arbeit die ersten Patienten mit der Diagnose Myalgische Encefalomyelitits kennenlernte. Mein

Vater kannte diesen Begriff nicht und auch keiner meiner Kollegen in Belgien und Frankreich.
Es schien ein britisches Phänomen zu sein. Obwohl viele Ärzte sich weigerten, diese kaum definierte plötzlich erscheinende Zustände anzuerkennen, vermuteten andere die Ursache bei Viren wie Koxsackie, Cytomegalievirus oder HBV. Überarbeitung oder Depressionen wurden ebenfalls als mögliche Ursachen vermutet. Üblicherweise wurden diese Patienten mit Antidepressiva, Sedative, Vitamincocktails, Elektrolyten und Mineralien, Antientzündungsmittel oder aus Menschen stammenden Gammaglobuline behandelt. Wenn alles nichts half wurden diese Menschen mit Elektroschocks behandelt. Bis heute ist ME oder wie es heute bezeichnet wird, CFS nicht klar definiert. Die Bezeichnung ist mit dieser Definition zu oberflächlich, weil sie symptomatische Kriterien unterschiedlicher Forscher zusammenfasst, die von einigen als psychosomatisch beschrieben werden.

Deshalb ist es kein Wunder, dass diese Krankheit noch eine Menge Unterstützung braucht, um als real anerkannt zu werden. Diese Inkohärenz bei der Haltung zu CFS erregte mein kartesisches Überlegen an, aber ich kümmerte mich nicht weiter darum, da es nicht mein Fachgebiet war.

Ich hatte nie wirklich mit solchen Patienten zu tun, bis ich Pauline kennenlernte. Pauline war Berufsreiterin und leitete eine gut gehende Reitschule. Sie war verheiratet und hatte drei Kinder. Die ganze Familie wurde Patient bei mir, da sie in der Nachbarschaft lebte. Mein Mann Patrick kann sich kein Leben ohne Pferde vorstellen. Als wir Belgien verließen, musste er das Reiten zunächst aufgeben. Aber sobald wir dazu in der Lage waren, wurde dieser Umstand durch den Kauf einer Araber Stute, damals sein Traumpferd, wieder gut gemacht. Sie hieß Silvido Dorena. Sie war wunderschön, hatte aber einen schlechten Körperbau und wie oft bei Pauschalangeboten, ohne, dass wir es wussten, war sie trächtig.
Wir suchten eine Unterbringung so nah wie möglich bei der Praxis, damit Patrick so oft wie möglich mit dem Pferd zusammen sein konnte.

Dadurch lernte ich Pauline kennen, die mir anbot, das Pferd in ihrem Stall unterzubringen, die mich aber zugleich in den Strudel der Rickettsiose riss. Sie war die fehlende Verbindung zwischen meiner Vergangenheit und meiner Zukunft.
Sie war professionelle Dressurreiterin, und ihr Mann war Geschäftsmann.

Zu diesem Zeitpunkt schien mein Leben wirklich gut zu laufen. Wir waren auf Erfolgskurs. Aber plötzlich war da dieser Montag an dem sie einfach nicht aufstehen konnte. Sie fühlte sich schrecklich schwach. Jetzt habe ich die Grippe, dachte sie und legte sich wieder zu Bett. In einigen Tagen würde es bestimmt besser werden. Aber es wurde schlimmer, eine Woche später wurde sie ins Krankenhaus eingeliefert, um eine Diagnose herzustellen.
Sie schreibt: Sie wurde vom Kopf bis Fuß untersucht, Blut wurde abgenommen ohne Ergebnis. Keine Diagnose, keine Therapie. Nach vier Tagen wurde sie nach Hause entlassen, völlig ratlos und zerschlagen.

Ich vermutete schon damals eine Rickettsien Infektion. Das war mir klar, weil ich die Symptome der Müdigkeit und Gliederschmerzen kannte und von ihrem engen Umgang mit Tieren wusste.
Aus diesem Grund wurde Paulines Serum mit dem Weil Felix Test untersucht. Das war damals der Routinetest in Süd Afrika für Rickettsien Infektionen. Eine Woche später erhielten wir negative Ergebnisse. Auch eine Woche später nach sechs Monaten und wieder im nächsten Jahr und auch nach 4 Jahren wurde der Test wiederholt und fiel negativ aus. Damals wusste ich kaum etwas über die verschiedenen Testmethoden für Rickettsiose. Ich hatte keine Zeit die Handbücher zu konsultieren. Deswegen kannte ich auch noch nicht die Ansichten von Lennettes Mikrobiologie Abhandlungen über den Weil Felix Test.

Benutzen Sie den Weil Felix Test nicht. Das Ergebnis ist im besten Falle nichtssagend und führt nur zur Verwirrung. Die beste und praktischste Testmöglichkeit für Rickettsien ist der Mikro Agglutinationstest.

Die Einfachheit dieses Tests und die in der Regel gute Ablesbarkeit der Ergebnisse sprechen für einen generellen Einsatz wenn man über passende Antigene verfügt. Es ist aber nicht möglich, Antigene für diesen Test vom Center for Disease Control oder anderen kommerziellen Quellen zu beziehen.

Ich hatte auch genauso wenig Kenntnisse von J.E. MC Dade's Ansicht:
„Das CDC hat Kriterien für den Nutzen der verschiedenen serologischen Tests festgelegt. Vierstellige Anstiege der Titer in jedem Test bis auf den Weil-Felix-Test weisen immer auf eine Rickettsieninfektion."
Auch das Folgende konnte ich nicht gelesen haben.
„Der Weil Felix Text nutzt verschiedene Stränge von Proteus. Da er weder sensitiv genug noch spezifisch genug ist, sollte man ihn nicht mehr anwenden."
Es wäre auch eine Hilfe gewesen, Fortschritte in einigen führenden Laboren haben kaum Echo in den Entwicklungsländern gehabt, also in den Regionen mit der höchsten Rate an Rickettsien Erkrankungen. Der Mangel an spezifischen Antigenen als auch an gut ausgebildetem Personal führt dazu, dass der überholte Weil Felix Test immer noch existiert."
Ich möchte noch einen Brief des Herausgebers des amerikanischen Journal of Medicine zitieren, der 1986 unter dem Titel erschien, der Weil Felix Test ist altertümlich und irreführend.
Wie es auch immer sei, ich hatte nicht erkannt, dass ich mit diesem Test Pauline nicht helfen konnte.

Pauline erwies sich dann als positiv in Bezug auf Pfeiffersches Drüsenfieber und Coxsackie Virus. Sie wurde diagnostiziert als unter Depressionen leidend verursacht durch ihren stressigen Lebensstil. Gammaglobulien wurden ihr verabreicht. Dazu Antidepressiva und Betablocker, um ihre Angstzustände und ihr Herzrasen zu beruhigen. Trotz all dieser Maßnahmen musste sie sich zwischen den Lehrstunden immer wieder ausruhen, obwohl sie in einem bequemen Stuhl, am Rand der Reitbahn bequem sitzen konnte. Man machte sich Sorgen um sie. Die Menschen waren ratlos.

In dieser Zeit kam sie nicht in meiner Praxis, weil sie bei einem Muskelspezialisten behandelt wurde, der auch aus Südafrika führender M.E. Spezialist war.
Er nahm eine Muskelbiopsie vor und diagnostizierte, dass sie so genannte Grabsteine, tote Muskelbereiche aufwies.
Als Therapie wurden ihr Natrium und Magnesium verabreicht gegen ihre eingeschlafenen Hände. Mittlerweile reichten ihre Symptome von der fürchterlichen Erschöpfung bei jeder Tätigkeit über ernste Muskelschwäche, Herzrasen, Depressionsschübe, Kopfschmerzen und wiederholte Harnweginfekte. Ihr Arzt riet ihr, Mitglied einer der wachsenden Selbsthilfegruppen für M.E. zu werden, die von der sogenannten Yuppie Flu betroffenen Personen gegründet wurden.

Aber gab es eine Behandlung? Was waren die Aussichten? Was waren die Ursachen? Trotz der wiederholten Weil Felix Texte in den vier Jahren ihrer Krankheit und mit der Idee im Hintergrund, dass es sich doch um eine Rickettsien Infektion handeln konnte, blieben die Ergebnisse unklar.

Um ihren Beruf weiter führen zu können, kaufte sie sich einen motorisierten Rollstuhl. Ihr Mann musste lernen, einkaufen zu gehen, und die Kinder gewöhnten sich an, so schnell wie möglich auf ihre Zimmer zu verschwinden, bevor ihre Mutter sie mit endlosen Aufgaben belasten konnte.

Aus Monaten wurden Jahre und Pauline, die sich kaum bewegen konnte, versuchte sich an ihre Situation mit einem äußerst disziplinierten Lebensstil anzupassen, um die allwichtigsten Lebensinhalte fortführen zu können. Sie hatte eine Blinddarmoperation, die ihre chronischen Harnweginfektionen beendete, wahrscheinlich ausgelöst durch die Tatsache, dass der entzündete Blinddarm und ihre Blase sich gegenseitig angesteckt hatten.
Sie trat im Fernsehen auf in einer Sendung über ME Patienten. Eines Tages in einem Punkt der Verzweiflung bat mich Pauline, doch meinem Vater etwas von ihrem Serum zu schicken, um es auf Rickettsien Infektionen zu testen.

Ich konnte mir damals nicht vorstellen, dass diese einzelne Blutprobe mein Leben so sehr verändern sollte. Das Testergebnis meines Vaters zeigte starke Antikörper gegen Rickettsia Prowazeki und Rickettsia Mooseri und keine Antikörper gegen Rickettsia Connori, Coxiella Burnetti oder gegen Neorickettsia Chlamydia, aus der Gruppe Q 18, die für Fehlgeburten bei Schafen verantwortlich gemacht wird.
Mein Vater informierte mich über diese gemischten Infektionen, und wir besprachen Paulines Symptome. Er folgerte aus den positiven Ergebnissen für zwei Stränge von Rickettsien und den Symptomen, dass es sich um eine Chronische Rickettsien Infektion handeln müsse, und schlug eine Therapie vor.

Mit großer Skepsis begann Pauline ihre Behandlung mit Tetrazykline eine Woche vor Weihnachten. Drei Tage später rief sie an, um mir mitzuteilen, dass es ihr besser ginge, sie traute sich einkaufen zu gehen in ein benachbartes Einkaufszentrum, um ihre eigene Fähigkeit dazu unter Beweis zu stellen.
Ihre Angehörige, die sie begleiteten und Pauline selber konnten es kaum glauben, dass sie ihre Beine wieder benutzen konnte. Ich selbst dachte, dass sie mit diesen Verbesserungen ihre Beschwerden etwas übertrieb oder, vielleicht vorher die Schwere ihrer Symptome übertrieben hätte. War es nicht viel zu früh, um solch einen Fortschritt zu konstatieren?

Später las ich in einem pharmakologischen Handbuch, dass eine einzige orale Dosis von Tretrazyklinen die erhöhten Plasmakonzentration in 2 bis 4 Stunden normalisieren kann. Zwei Wochen später war Pauline wieder hoch zu Ross und konnte mit ihrem besten Showpferd auftreten.
Da sie eine sehr mitteilsame und energische Natur war, sprach sich ihre spektakuläre Heilung schnell herum.

Die örtliche Pferdepresse veröffentlichte ein Interview mit Pauline, in der auch ihr guter Arzt erwähnt wurde. Danach hatte eine große Anzahl von Patienten den Wunsch geäußert, mit Hilfe des Mikro Agglutinationstestes auf Rickettsien und Chlamydien ihr Blut testen zu lassen, nachdem sie von Pauline's Erfolgen gehört hatten. Deshalb musste ich um eine offizielle Ausfuhrerlaubnis bitten, die auch prompt erteilt wurde, mehr Serum nach Belgien zu schicken.

Ich, die mein ganzes Leben unter dem wissenschaftlichen Einfluss meines Vaters gestanden hatte, hatte nie den leichtesten Zweifel an meinen Diagnosen, aber trotzdem fragte ich mich, wie konnte es zu diesem erstaunlichen Ergebnis kommen: Warum ging es meinen Patienten immer besser? Durch Mund zu Mund Propaganda wuchs die Zahl meiner Patienten, die ich behandeln konnte, und denen es danach besser ging, ständig. Sie wiesen im Großen und im Ganzen die gleichen Beschwerden auf: Erschöpfung, Muskel- und Gelenkschmerzen, Depressionen. Die Resultate meines Vaters zeigten dann auch folgerichtig in 90% der Fälle positive Ergebnisse für Rickettsien Antikörper.

Es wurde schnell klar, dass ich am Rande einer neuen Entdeckung stand. Angesichts der eindrucksvollen Massen von zurückgewiesenen Patienten, die sich von der Ärzteschaft allein gelassen fühlten auf einer einsamen Insel, deren Namen je nachdem Yuppie Flu, M.E. oder Postviral Fatigue Syndrom hieß, vermutete ich, dass es sich um eine Rickettsien Infektion handelte. War es so einfach? Damals wusste man in Südafrika sehr wenig über Rickettsien Erkrankungen.

Das Zeckenbissfieber galt als die einzige Krankheit, die man sich durch Zeckenbiss zuziehen konnte. Das wurde mit einer gering dosierten Tetrazyklin Therapie behandelt und man glaubte, dass dies für immer zur Heilung führe. Manchmal wurde Q-Fieber erwähnt, als besonders ernsthafter, aber eher seltener Zustand. Im medizinischen Lehrbuch der Universitäten nahm dieser Umstand gerade einmal zwei Seiten ein. Ganz sicher nicht genug, um mit diesem weiten Krankheitsfeld vertraut zu werden. Vielleicht ist das auch der Grund, dass niemand zuvor auf die Idee kam, die Umstände von CFS und die Rickettsien Infektion miteinander in Beziehung zu setzen. Ich hatte nicht geglaubt, dass es gefährlich sein konnte darüber zu reden, und nun war es auch zu spät.

Ich konnte nicht mehr zurück. Für mich schloss sich der Kreis zu einer Welt, die ich mein ganzes Leben lang lieber vermieden hätte und die doch unausweichlich zu mir zurückkam.

Nun konnte ich nur noch vorwärts gehen. Mein Vater stattete mich mit medizinischer Literatur aus. Ich konnte gar nichts anders, als meinen ersten medizinischen Aufsatz gemeinsam mit anderen über diese Entdeckung zu veröffentlichen.

Der von mir ausgewählte Titel lautete:
M.E. Ein neuer Name für eine alte Krankheit.
Voller Stolz sandte ich das Manuskript an das südafrikanische Medical Journal. Die Antwort ließ nicht lange auf sich warten. Kein Platz für Ihren Artikel in unserer Zeitschrift.
Ich konnte keine Erklärung dafür von den Herausgebern bekommen, die auch nie zu sprechen waren.
Aber das konnte meine unnachgiebige Natur nicht entmutigen. In Zusammenarbeit mit Philippe Botero, eines Schülers von Paul Legag und meinem Vater, fassten wir den Entschluss bei einem Treffen in unserem Familiensitz in Antwerpen, dass der Aufsatz in der führenden englischsprachigen medizinischen Fachzeitschrift, The Lancet, erscheinen sollte.
Als Freund der Familie und Prof. für medizinische Protozoologie am Londoner Institut für Hygiene und Tropische Medizin war Prof. P.C. Garnhaam mit der Redaktion des Aufsatzes betraut, zu der er mir zunächst gratulierte. Allerdings sprach er zugleich seine Zweifel zu dieser revolutionären These aus.

Die Antwort der Redaktion von the Lancet bekräftigte seine Ansicht. Nur unter der Vorraussetzung einer Bestätigung durch eine Doppelblindstudie, die jeden Zweifel ausschließen könne, würde man den Artikel veröffentlichen.

Dazu musste ich eine Gruppe von Patienten desselben Alters und Geschlechtes und mit derselben Diagnose zusammenstellen, und dann die Hälfte mit Antibiotika und die andere Hälfte mit Placebos behandeln. Die ausgewählten Patienten müssten sich dazu bereit

erklären, an einer Versuchsreihe teilzunehmen und versichern, dass sie nicht über die Art und Weise ihrer Behandlung vorab informiert worden wären. Danach hätte ich die Fortschritte beider Gruppen zu untersuchen und darüber zu berichten. Nur unter dieser Voraussetzung, so erfuhr ich aus einem diesbezüglichen Schreiben, würde ich die Erlaubnis erhalten, die Erfolge meiner Behandlung in der Lancet zu publizieren.
Nun war es aber nicht nur so, dass ich mit meiner kleinen privaten Praxis nicht in der Lage war, solche Studien durchzuführen. Es war auch aus Respekt meinen Patienten gegenüber, dass ich entschied, keine medizinischen Versuchskaninchen aus Ihnen zu machen.

Wenn ich Rickettsien Infektionen nachweisen konnte, war meine Behandlung immer erfolgreich. Es war nicht etwa so, dass ich jede Erschöpfung mit Antibiotika behandelte, sondern ich folgte den üblichen Vorgehensweisen in der Bekämpfung intrazellulärer Organismen. In diesem Sinne habe ich immer eher eine evidenzbasierte Medizin als eine experimentelle vertreten.
Aber dann kam die zweite kalte Dusche. Zufälligerweise erschien in einem Leserbrief einige Jahre später die These, Post Q-Fieber Syndrom als neuer Name für CFS zu diskutieren. (The Lancet April 1996) Tatsächlich wird Q-Fieber durch die Rickettsia Coxiella Burnetti ausgelöst. Q bedeutet Query, um zu verdeutlichen, dass man die Ursache des Fiebers nicht kennt.

Schließlich distanzierte ich mich wieder von der Forschung mit ihren übervorsichtigen und langwierigen Umständen und konzentrierte mich wieder mehr auf meine Patienten. Das waren Farmer, Ökologen, Reiter, Fahrradfahrer, Golfspieler, Tierliebhaber, Freiluftfanatiker und junge Leute nach ihrem Wehrdienst. Sie kamen von überall. Man bat mich, ein Sprechzimmer in Port-Elisabeth, in Cape Town und schließlich in Pietermaritzburg zu eröffnen. Bald hatte ich auch Patienten aus Europa, Australien und den Vereinigten Staaten. Alle hatten die gleichen Symptome, wobei die Erschöpfung in Vordergrund stand. Ihr Blut wies Antikörper gegen Rickettsien, Chlamydien und Mycoplasmen auf und alle sprachen auf dieselbe Therapie an.

Es ging ihnen nicht nur besser, auch ihre Blutergebnisse verbesserten sich oder normalisierten sich, und häufig konnten sie in das Berufsleben zurückkehren.
So war die heutige Therapie gegen Chronische Infektionen geboren und mit ihr wurden die Gegensätze der heutigen Medizin klar, die zu meiner Anklage führten.

Um das zu verdeutlichen, ist es hilfreich, das Treffen mit einen südafrikanischen Mikrobiologen zu erwähnen, der im Jahre 1995 stattfand, der einen Artikel über die Beziehung zwischen Chlamydien und Herzgefäßerkrankungen erfolgreich veröffentlicht hatte. Er bestand darauf, dass diese Studie nicht mit Rickettsien zu tun habe, von denen ihm nichts bekannt sei und die seiner Meinung nach in Süd Afrika nicht existieren.

Er zeigte mir wundervolle mikroskopische Aufnahmen von Atheroma Plaquen aus denen er Chlamydien isoliert hatte. Er war stolz auf seine Entdeckungen. Er hatte keine Ahnung und auch kein Interesse an der Tatsache, dass bereits 1962 Gui de la Noe ähnliche Schlüsse in Bezug auf Rickettsien am kardiologischen Institut in Casablanca bezogen hatte und Nicolau dieselben Ergebnisse in Rumänien und dass diese Tatsache zu mehreren Gelegenheiten in dem Boulletin de la Societé de Pathologie Exotique Anfang der Sechziger Jahre veröffentlicht wurde.

Er war nicht in Kenntnis von der Tatsache, dass1966 Griest eine mikroskopische Aufnahme von Rickettsia im menschlichen Koronar Arterien veröffentlicht hatte und dass, zum Beispiel in Italien offen diskutiert wird über die Nutzung von Antibiotika bei der Behandlung myokardialer Infarkte.

Er wusste offensichtlich nicht, dass spezifische Stränge von Erregern in russischen Labors kultiviert, zu denen Rickettsien wenn auch als biologische Waffen gehören und dass mein Vater genau diese russischen Verbindungen für seine diagnostische Arbeit wohl genutzt hatte.

Diese eklatanten Unterschiede in der medizinischen Wissenschaft zeigen, dass Wissenschaft immer politisch ökonomisch beeinflusst ist und, dass ihr Fortschritt nicht zuletzt von dem individuellen Streben nach Macht und Ruhm abhängt.
Profitable Forschung birgt täglich auch Gefahren. Entdeckungen bleiben Atome in Zeit und Raum und nur selten wachsen sie zum Stadium von Molekülen durch operationelle Einheiten, die in der Lage sind, die Zukunft auf die Fundamente der Vergangenheit zu gründen unabhängig von dem Land ihrer Abstammung.

Die Weltkonferenzen der vergangenen Jahre, die sich mit verschiedenen wissenschaftlichen Problemen wie CFS und Fibromyalgie beschäftigen, erscheinen als Projekt für eine planetare Medizin.
Dieses Konzept erscheint vielleicht exzentrischer und zielloser für einige Forscher als die fruchtlose Diskussion über das Vorhandensein bzw. das Nicht Vorhandensein von infektiösen Ratten innerhalb der City of London.
Aber das Modell einer mächtigen und höchst disziplinierten Organisation einer Ameisenkolonie lässt sich nicht mit dem medizinischen Berufsstand vergleichen, wozu oft Individualisten das letzte Wort haben.

Zusammenfassung

Das Krankheitsbild Chronische Infektionen, zu dem auch CFS gehört, ist eine Tatsache, die vielfältig in Erscheinung tritt.
Auch wenn die Untersuchungen für die Diagnose CFS nicht zu den Routine Untersuchungen gehören, ist die Krankheit irgendwo im unterbewussten Denken der Medizin vorhanden. Eine Therapie ist ebenfalls vorhanden und wirksam. Das Krankheitsbild CFS bedarf heutzutage einer neuen Definition. Infektionen verursachen nicht alle Erkrankungen aber sie sind omnipräsent und deswegen können sie im Zusammenhang mit jeder Lebenssituation auftreten. Die Bedeutung dieser Tatsache in der medizinischen Praxis überwindet nicht den Tod, aber verweist ihn auf seinen ihm zukommenden Rang. Wir erhalten unseren Körper neu geschenkt, weder im Idealzustand eines Zwanzigjährigen aber auch nicht völlig zerstört. Wir dürfen keine Wunder erwarten aber wir dürfen genausowenig verzweifeln. Der Schock der Infektion kann durch Liebe, Lebensfreude, sinnvolle Aufgabe überwunden werden.
Charles Nicolles Lebenstraum war, die Zerstörung der Erreger mitzuerleben, die so viele menschliche Krankheiten verursachen. Er war sich zugleich der Wichtigkeit dieser Vision bewusst. Wir müssen irgendwo mit diesen Parasiten leben, die immer wieder neue Lebensräume und neue Mutationen finden.

Um das zu erreichen, ist es nicht genug, eine Liste einiger Parasiten zu veröffentlichen und als stiller Sieger innerhalb einer Gruppe von Wissenschaftlern am Pasteur Institut dazustehen. Es reicht nicht aus, eine Riesenmenge von Forschungsdaten anzusammeln, die schnell wieder vergessen sind. Es reicht nicht, sich über sprach- oder kulturelle Barrieren oder über die Missverständnisse und mögliche Fehlschlüsse zu beschweren. Auch wenn man alle diese Daten zusammen bündelt ist man noch nicht da, wo man gerne wäre. Dies ist nur der erste Schritt. Die weitere Forschung und die praxisbezogene Übung am Patienten machen den Rest. Wenn Sie wissen wollen, wie das sein kann, sollten Sie sich für meine Arbeit interessieren und gleichzeitig die Arbeit des Vereins zur Bekämpfung Chronischer Infektionskrankheiten unterstützen.

Als Beispiel eine Originalarbeit von Dr. Jadin

CFS - Rickettsial Infection - Case Studies by Dr. Cécile Jadin, South Africa

Summary: Since January 1991, over 3.000 patients, previously diagnosed as ME, CFS, psychopathic, fibromyalgia, arthritic diseases, or unknown, were treated with Antibiotherapy. The reason for this treatment was as follows:

- The symptoms of these patients were similar to those exhibited in chronic Rickettsial diseases.
- The treatment followed the finding that their serum reacted positively to the **Giroud** micro-agglutination test.

Giroud Test - specific for testing antibodies

to these 5 antigens (**R36**):

- Rickettsia Prowazeki
- R. Mooseri
- R. Conori
- Coxiella Burnetti
- Neo-R. Q18 (**R50**)

Done by micro agglutination
Depends on the quality of antigens
Comparative studies with IFA test gave very similar result

- Positive reaction = presence of antibodies; (does **not** necessarily mean illness)
- Negative reaction does **not** suppress Rickettsial etiology (**R1,25**)

BECAUSE

1. The occult infection is biologically similar to the disease itself (Ch. Nicolle) (**R2, R34**)
2. Walker and Jadin described positivity for Rickettsiae on people without any symptoms (26% according to Walker) (**R3, R9, R25, R45**)
3. If doubtful and if negative, the test should be repeated to follow the antibody curve (**R37**)
4. Same applies for many pathogenic agents e.g. coxsackies (**R38**), chlamydiae pneumoniae (**R39**) etc.

THEREFORE

the diagnosis of Rickettsial disease stands on 3 corner stones:

Symptoms — Clinical findings — Biological investigations

<u>Patients and Methods</u>: **<u>Statistics of 500 patients (100% Caucasian)</u>**

<u>Criteria for selection: first dsed as ME, CFS, or Depression</u>

<u>Sex</u>

Male:	236
Female	264

<u>Age Group</u>

<10:	2.1%
10 - 20:	16.7%
20 - 40:	43.7%
> 40:	37.5%

<u>Length of Illness:</u>

< 1 year:	12.5%
1 - 2 years:	20.7%
2 - 5 years:	29.3%
> 5 years:	37.5%

<u>Exposure to Rickettsia</u>:

Known:	95%
Unknown:	5%

I. Rickettsia infection symptoms and diseases according to tissue type:

Vascular Tissue		Reticulo Endothial	Tissue
Tiredness (R1,4,7,9,13,28)	92%	Recurrent sore throat (R1)	85%
Myalgia Arthralgia (R5)	90%	Appendicitis (R5,8)	65%
Cardiac. Valves ??R1,6,7,8,9)	90%	Lymphadenopathy (R1)	73%
Memory. Concentration (R9)	89%	Systemic Candidosis	53%
Headaches (R1,9)	88%		
Bruising (R26)	81%	**Neurological**	**Tissues**
Vision - Uveitis Conj. (R1)	39%	Encephalitis (R1,11,13,17)	12%
Dermatological (R9,10)	23%	Epilepsy (R1,13,24)	69%
Psychotic disorder treated (R9)	69%	MS (R4,9,24,37)	5%
Atypical Hepatitis (nausea-vom.) (R1,11,12,27,31)	64%	Loss of Balance	28%
Raynaud Syndrome (R13)	69%		
Pulmonary Disease (R6,8,14,31)	21%		
HBP	9%		

II. Clinical Examination

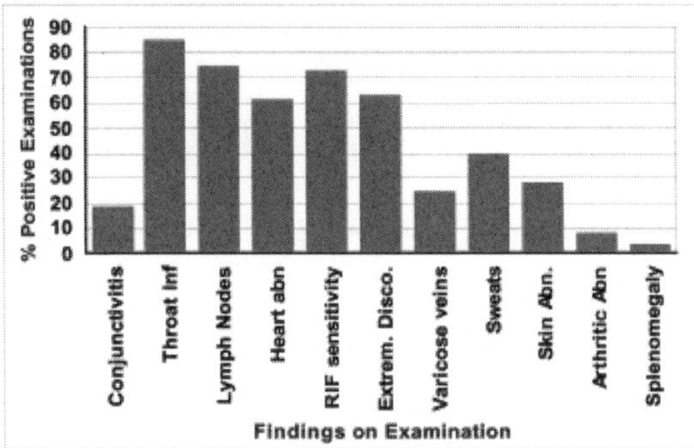

III. Biological Investigations

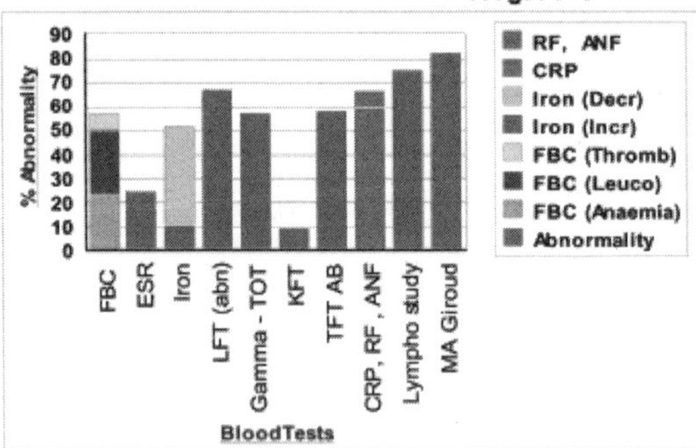

IV. CXR - MRI (Brain Scan) - Joint X-Ray

V. **Treatment:** average of 7 days/month of Tetracyclines

1. alternated (R6,9,11,28)
2. combined with Quinolones, Macrolides, Metronidazoles (R6,43)
3. high dosage (R1,9,11,13,43)
4. varying in length (fast response, slow response) (R1,9,13,16,25,43,45,48)
5. Anti malaria
6. Adjuvants
7. Exercise (Rickettsia has vascular impact) and hot baths (R9)

IV. CXR - MRI (Brain Scan) - Joint X-Ray

V. Treatment: average of 7 days/month of Tetracyclines

1.alternated (R6,9,11,28)
2. combined with Quinolones, Macrolides, Metronidazoles (R6,43)
3. high dosage (R1,9,11,13,43)
4. varying in length (fast response, slow response) (R1,9,13,16,25,43,45,48)
5. Anti malaria
6. Adjuvants
7. Exercise (Rickettsia has vascular impact) and hot baths (R9)

VI. Herxheimer reaction: Prognosis value (R1,11,18,44,47)

VII. Results - Statistics:

Including **patients not treated, or treatment not completed**

358 patients very well, or cured	72%
101 patients stopped consultation after 1 to 3 treatments	20%
26 patients never commenced treatment	5%
15 patients showed no improvement to treatment	3%

Excluding **patients not treated or treatment not completed**

358 patients very well, or cured	96%
101 patients stopped consultation after 1 to 3 treatments	4%

NB:

% of reactivation or reinfection of patients well improved: 7%
- , but patients recover after further treatment (2 to 3 months average) (R25,26)

VIII. This **Assessment** is performed monthly to judge patients progress towards **"very well"** : symptoms meaurement

increase in activity
symptomatic medication independence (pain killers, anti-depressants, hypnotics, cortisone)
medical examination
biological investigation.
Based on this, the treatment is prolonged or stopped (3 months to 2 years - 8 months average). However, length of treatment is not directly correlated to the length of illness.
Patients can be divided into 2 categories:
1. Fast progress - their illness was mainly Rickettsia
2. Slow progress - their illness was Rickettsia plus other factors (R36)

IX. **Followup** - was done by means of research questionnaire sent to patients on or off treatment every 6 months for 2 years (1992-1993). 78% answered, and of those, 93% were still "very well".

X. Discussion:

1. CFS in Nevada (R40) - Rocky Mountain fever (R7,8)
2. CFS - Nightingale disease (R33)
3. Lymphocyte study results similar in sheep with tick-borne diseases and in patients with CFS (R19,21,22,23) and patients with Q Fever endocarditis (R48)
4. CFS - PQFS (R4)
5. Rickettsial Disease through History (R7,8)
6. Treatment rates success (R28)
7. Interaction between protozoa, viruses, bacteria, and stress? (R9,29,34,36,42)

Glossar

Agglutination

Das Klumpen von Bakterien, das von einer Einführung der Antikörper zu den betreffenden Zellen verursacht wird. In dem Mikro Agglutinationstest wird eine nicht virulente Art von Rickettsien, die Antigene zum Serum des Patienten hinzugefügt. Wenn das Serum agglutiniert bedeutet das, dass dieses Antikörper beinhaltet. Das bedeutet wiederum, dass der Patient Kontakt mit den Erregern gehabt hat.

Antikörper

Eine Proteinsubstanz, die im Blut oder im Gewebe von Tieren als Antwort zu spezifischen Antigenen produziert wird. Antikörper reagieren mit oder neutralisieren dieses Antigen.

Antigene

Jegliche Proteinsubstanz, die den Körper dazu veranlasst, Antikörper zu bilden, um dagegen zu antworten. Bakterien, Toxine und fremde Blutzellen sind Antigene.

Apoptose

Programmierter Zelltod. Normaler Teil der Entwicklung und Aufrechterhaltung.

Arteriopathie

Krankheit der Gefäßwand.

Arthropoden

Inverterbrierte, die zum Phylum Artropoda angehören. Diese haben ein hartes Skelett und einen segmentierten Körper.
Zu den Gliederfüßigen gehören Spinnentiere, Krebstiere, Tausendfüßer und zahlreiche Insekten.

Cardiolipin

In einigen Autoimmunerkrankungen wird ein Autoantikörper gegen dieses Phospholipide produziert, das möglicherweise das Risiko vaskulärer Thrombose beim Patient erhöhen kann.

Cartesianisch
Bezieht sich auf die Methoden von René Descartes: Es handelt sich dabei um ein philosophisches System, das sich aus dem bleibenden Axiom Cogito ergo sum (Ich denke, also bin ich) gründete, mit dem man versuche, der Metaphysik die Sicherheit und Zuverlässigkeit der Mathematik zu verleihen.

Charles Bonnet Syndrom
Seestörungen und Störungen der Geruchsempfindung, Alluzinationen besonders bei älteren Menschen.

Chinesisches Syndrom
Kopfschmerzen und Übelkeit hervorgerufen durch die Aufnahme von zu viel Glutamat.

Crest Syndrom
Autoimmunkrankheit sehr nahe zur Sklerodermie.

Creutzfeldt-Jakob Syndrom
Eine durch virale Infektionen verursachte sehr schnell fortschreitende Art Demenz.

Cri – du Chat/Katzenkonzert
Eine Art mentaler Zurückgebliebenheit.

Cruzine
Extrakte aus Trypanosomen Cruzi mit Antikrebs Eigenschaften.

Elektrolyten
Substanzen, die sich im Wasser in Ionen auflösen. Die Balance der Elektrolyten zwischen den extrazellulären und intrazellulären Flüssigkeiten ist die Voraussetzung für einen gut funktionierenden Stoffwechsel.

Endemisch
Krankheitsstadium, wenn die Krankheit vereinzelt oder örtlich beschränkt auftritt.

Endokarditis
Entzündung der elastischen Membrane, die die Herzkammern umhüllt.

Epidemisch
Stadium einer massiv auftretenden Seuche.

Gumma
Granulomatose Entzündung die eine Syphilis des dritten Stadiums begleitet. Das kann jedes Gewebe betreffen, ist schmerzlos aber sehr zerstörerisch, selten nach der Behandlung mit Penicillin.

Hohlraum
Typisch bei der Tuberkulose. Nekrose (Hohlraum) der Lungen könnte in die Bronchien hineinmunden mit einer entstehenden Körperhohlbildung.

Karpaltunnel Syndrom
Schwäche der Hand verursacht von einem Druck des mittleren Nerves.

Katatonisches Syndrom
Erhöhter Muskelton aus verschiedenen Ursachen

Krokodil Tränen Syndrom
Ständig tränende Augen während der Nahrungsaufnahme. Dieser Zustand triff auf als Folge des Bell'schen Zitterns.

Leukopenie
Nicht hörgemäße Verringerung der weißen Blutkörper oder der Leukozyten.

Mitochondrien
Strukturen im Zytoplasma, die die Zellen mit Sauerstoff und Energie versorgen.

Morbus Crohn
Auch bekannt als regionale Enteritis ist eine chronische Entzündung des Dünndarms.

Myokarditis/Herzmuskelinsuffizienz
Entzündung des Herzmuskels.

Ökologie
Eine aus der Biologie stammende Wissenschaft, die sich mit den Beziehungen zwischen Lebewesen und ihrer Umwelt beschäftigt.

Pandemie
Eine über das gesamte Land oder Kontinent oder über die ganze Welt verbreitete Krankheit.

Pancytopenia
Außergewöhnliche Verringerung der weißen Blutkörper, der roten Blutkörper und Plättchen im Blut.

Phagozytose
Die Fähigkeit einer Zelle Fremdkörper und Schadstoffe einzuhüllen, wie zum Beispiel Krankheitsverursachende Bakterien. Dieser Vorgang ist als Phagozytose bezeichnet.

Protoplasma
Überholte biologische Bezeichnung von einer homogenen Masse, namens Protoplasma.
Heute wird der Name Zytoplasma benutzt und bedeutet, ein Teil der Zelle außerhalb des Kerns.

Reservoir
Substanz, die den Erregern das Überlebenswachstum sichert. Reservoir könnte den Mensch, ein Tier oder eine organische Substanz sein wie Milch, Baumwolle, Fleisch oder Staub und Wasser. Reservoir ist die Infektionsquelle vor der aus die Krankheit mittelbar oder unmittelbar übertragen wird.

Retikulo histioziteres System CRES
Ein Zellsystem im Körper, vor allem in der Milz, Lymphoknoten, Knochenmark und Leber, dessen Funktion ist, Fremd- und Schadstoffe und Krankheitserreger, die an der Bildung einiger Blutzellen und der Lymphozyten beteiligt sind, die die Antigene erkennen und Antikörper produzieren, aus dem Körper abzuleiten

Schlafende Formen
Diese können in Zysten und intrazytoplasmischen Vakuolen gefunden werden.

Uveitis
Augenentzündung

Vektor oder Träger
Gesunde Menschen oder Tiere, die Erreger mit sich tragen, aber immun gegen die Krankheit sind, diese aber an andere Menschen oder Tiere weitergeben.

Weichere Form
Erreger, die dauernd oder nicht ihre Virulenz verloren haben, d.h. die Fähigkeit besitzen, Krankheiten in einem Wirt zu verursachen. Gleichmäßige Zellteilung; eine Art einer nicht sexuell induzierten Reproduktion.

Zöliakie
Dieser ist ein von Malabsorption gekennzeichneter Zustand mit einer Kleindarmstruktur und Glutenintoleranz.

Zytoplasma
S. Protoplasma

Wenn sie weitere Informationen möchten, können Sie sich gerne an den Verein VBCI e.V wenden.

www.vbciev.com **e-mail:** vbci.e.v@web.de

Kontaktanfrage:

VBCI e.V
c/o Teresa Taddonio
Bürgermeister Müller Str. 1
56112 Lahnstein

Tel.: 02621 - 9219436
Fax: 02621 - 189912

und Geschäftsstelle in Köln (überwiegend für NRW Patienten)

VBCI e.V.
c/o Teresa Taddonio
Nasse Str. 18
50939 Köln

Tel.: 0221 -6209706

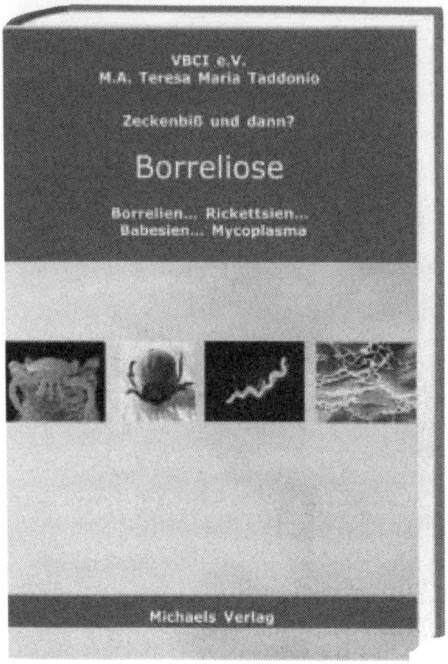

Teresa Maria Taddonio

Zeckenbiß und dann?
Borreliose

€ 19,80

ISBN 978-3-89539-475-1

Zeckenbiß - Diagnose Borreliose Und dann? Oder noch schlimmer Zeckenbiß - keine Diagnose
Was kann, was muß ich tun um Lebenskraft und Freude weiterhin zu erhalten? Unerkannt schlummern die Erreger nicht nur im Blut, sondern in jeder Zelle unseres Körpers.

Wege der Erkennung und Therapie werden geschildert und es werden Wege gezeigt, wie man eine Diagnose erstellen kann, welche Untersuchungen dafür notwendig sind und bei welchen Laboren diese gemacht werden können. Anschließend wird das Therapieschmea von Frau Dr. Jadin veröffentlicht. Eine Prophylaxe-Therapie wird auch erläutert.
Am Ende dieses Buches finden Hilfesuchende Adressen von Ärzten und Laboren, an die sie sich mit Vertrauen wenden können. Die medizinischen Fachausdrücke werden auch dem Laien allgemein verständlich erläutert.

Michaels Verlag & Vertrieb GmbH
Ammergauer Str. 80 - 86971 Peiting, Tel.: 08861-59018
Fax: 08861-67091, e-mail: mvv@michaelsverlag.de
Internet: www.michaelsverlag.de

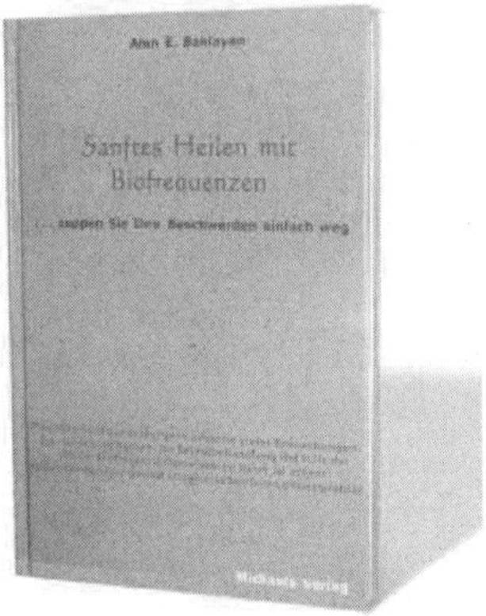

Alan E. Baklayan
Sanftes Heilen
mit Biofrequenzen
€ 19,80
ISBN 978-3-89539-177-4

Immer mehr Menschen fühlen sich für Ihre Gesundheit selbst verantwortlich und wollen möglichst lange gesund leben.
Dieses Buch informiert über die interessanten, fast revolutionären Möglichkeiten moderner und eigenverantwortlicher Gesundheitsvorsorge kompetent und in leicht verständlicher Weise aus der Sicht eines erfahrenen Biofrequenz-Therapeuten.
Das hier vorgestellte neue Gesundheits-Selbsthilfe-System der Eigenbehandlung mit dem Zapper der neuen Generation eröffnet neue Dimensionen gesundheitlichen Wohlbefindens. Nicht nur alltägliche Erkältungen und Grippe, sondern auch Diabetes, Gicht und rheumatische Beschwerden können durch diese Methode erfolgreich beeinflusst werden. Ein „Zapper" zur Eigenbehandlung und Gesundheitsvorsorge gehört in jede Hausapotheke.

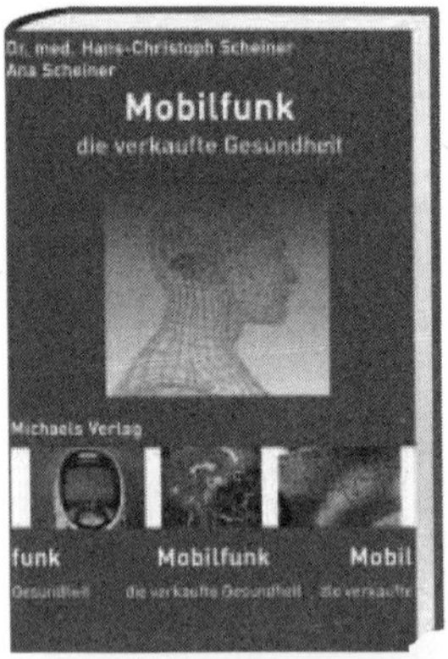

H.-C. Scheiner / Ana Scheiner
Mobilfunk -
die verkaufte Gesundheit
€ 24,90
ISBN 978-3-89539-170-5

Das hochinformative Buch Scheiners sensibilisiert die Wahrnehmung für ein wichtiges Thema, das von den Mainstreammedien bisher kaum beachtet wird. Andererseits schockiert es, legt es doch gesundheitliche Schäden offen, die von Mobilfunkbetreibern und Behörden ignoriert werden.
Ein wichtiges Buch, das die Gefahr beim Namen nennt und aufzeigt, wie wir uns wehren können.
-Der Zusammenprall der biologischen und technischen Informationstechnik
- wie technische Information zur biologischen Desinformation wird.
-Mobilfunksignaltechnik kann Erbgutschäden und andere Veränderungen, die stunden- und tagelang im Organismus nachwirken, hervorrufen
- Die verminderte und verzögerte Melatonin-Produktion, u.v.m.